中国骨质疏松症流行病学调查报告

2018

编著　中国疾病预防控制中心慢性非传染性疾病预防控制中心
中华医学会骨质疏松和骨矿盐疾病分会

U0391382

人民卫生出版社
·北京·

版权所有，侵权必究！

图书在版编目（CIP）数据

中国骨质疏松症流行病学调查报告. 2018/ 中国疾
病预防控制中心慢性非传染性疾病预防控制中心，中华医
学会骨质疏松和骨矿盐疾病分会编著. —北京：人民卫
生出版社，2021.2

ISBN 978-7-117-30437-5

Ⅰ.①中… Ⅱ.①中…②中… Ⅲ.①骨质疏松-流
行病学调查-调查报告-中国-2018 Ⅳ.①R681

中国版本图书馆 CIP 数据核字（2020）第 166477 号

| 人卫智网 | www.ipmph.com | 医学教育、学术、考试、健康，购书智慧智能综合服务平台 |
| 人卫官网 | www.pmph.com | 人卫官方资讯发布平台 |

中国骨质疏松症流行病学
调查报告 2018

Zhongguo Guzhi Shusongzheng Liuxingbingxue
Diaocha Baogao 2018

编　　著： 中国疾病预防控制中心慢性非传染性疾病预防控制中心
中华医学会骨质疏松和骨矿盐疾病分会

出版发行： 人民卫生出版社（中继线 010-59780011）

地　　址： 北京市朝阳区潘家园南里 19 号

邮　　编： 100021

E - mail： pmph @ pmph.com

购书热线： 010-59787592　010-59787584　010-65264830

印　　刷： 三河市潮河印业有限公司

经　　销： 新华书店

开　　本： 787 × 1092　1/16　　**印张：** 4

字　　数： 97 千字

版　　次： 2021 年 2 月第 1 版

印　　次： 2021 年 3 月第 1 次印刷

标准书号： ISBN 978-7-117-30437-5

定　　价： 23.00 元

打击盗版举报电话: 010-59787491　E-mail: WQ @ pmph.com
质量问题联系电话: 010-59787234　E-mail: zhiliang @ pmph.com

《中国骨质疏松症流行病学调查报告2018》
编写委员会

主　　编：王临虹　夏维波
副 主 编：李志新　尹香君　余　卫
编委会成员：

王临虹	中国疾病预防控制中心慢性非传染性疾病预防控制中心
夏维波	北京协和医院
李志新	中国疾病预防控制中心慢性非传染性疾病预防控制中心
余　卫	北京协和医院
尹香君	中国疾病预防控制中心慢性非传染性疾病预防控制中心
林　华	南京鼓楼医院
金小岚	成都军区总医院
汤淑女	中国疾病预防控制中心慢性非传染性疾病预防控制中心
崔　露	中国疾病预防控制中心慢性非传染性疾病预防控制中心
陈　林	中国人民解放军第三军医大学第三附属医院
董　忠	北京市疾病预防控制中心
任泽萍	山西省疾病预防控制中心
侯筑林	吉林省疾病预防控制中心
张永青	江苏省疾病预防控制中心
钟节鸣	浙江省疾病预防控制中心
周　芳	湖北省疾病预防控制中心
刘　源	湖南省疾病预防控制中心
孟瑞琳	广东省疾病预防控制中心
邓　颖	四川省疾病预防控制中心
丁贤彬	重庆市疾病预防控制中心
马金刚	陕西省疾病预防控制中心
谢忠建	中南大学湘雅二医院
沈　霖	华中科技大学同济医学院附属协和医院
吴　文	广东省人民医院
张萌萌	吉林大学第四医院
应奇峰	浙江省人民医院
曾玉红	西安交通大学医学院附属红会医院
董　进	山西医科大学第一医院

前　言

随着中国快速的老龄化进程，骨质疏松症已经成为影响居民健康的重要疾病。骨质疏松症发病隐匿，往往直到患者发生骨质疏松性骨折时才被发现。脆性骨折是骨质疏松症最严重的后果，常见的发生部位包括腕部、脊柱和髋部，其中脊柱和髋部骨折可能造成中老年人失能，不但影响生活质量和寿命，也造成巨大的医疗花费和照护负担。

为全面掌握我国城乡、不同性别居民骨质疏松症患病及其相关危险因素的流行状况，科学制订骨质疏松症防控策略，2018 年，在国家重大公共卫生项目的支持下，首次开展了中国居民骨质疏松症流行病学调查。

调查由国家卫生健康委员会疾控局指导，中国疾病预防控制中心慢性非传染性疾病预防控制中心牵头，联合中华医学会骨质疏松和骨矿盐疾病分会开展现场实施，选取北京、山西、吉林、江苏、浙江、湖北、湖南、广东、四川、重庆和陕西 11 个省（直辖市）的 44 个县（区）作为调查点，对 20 岁及以上常住居民 2 万余人进行了调查，其中在 20～39 岁人群中重点开展中国人群峰值骨量研究，40 岁及以上人群重点评估骨质疏松症流行情况。调查采用多阶段复杂抽样设计，样本具有全国代表性。内容包括问卷调查、骨密度测量、身体测量等，问卷调查包括：人口学特征、骨质疏松症相关症状、危险因素、既往疾病和药物史、骨质疏松症知晓情况等。采用国际公认的骨密度测量"金标准"——双能 X 线吸收法（DXA）进行腰椎正位、股骨颈和全髋骨密度测量。

本次调查获得了大量数据和信息，除了对调查方案的整体介绍，对骨质疏松症患病、骨量低下发生情况、骨质疏松症相关症状和危险因素分布、骨质疏松症药物治疗以及知识知晓等进行了分析和报告。

调查工作获得各级卫生行政部门的大力支持，全国 11 个项目省（直辖市）疾病预防控制中心以及 44 个调查县（区）疾病预防控制中心、各项目省（直辖市）、调查县（区）临床机构工作人员积极参加本次调查，克服重重困难、不畏辛劳、甘于奉献，在此，对大家的支持和辛勤付出表示衷心的感谢！

由于编者水平有限，本报告如有不足之处，敬请各位读者批评指正。

编者

2020 年 6 月

目　录

摘　要

一、基本情况

"中国骨质疏松症流行病学调查 2018"是在国家卫生健康委员会疾控局指导下,由中国疾病预防控制中心慢性非传染性疾病预防控制中心牵头,联合中华医学会骨质疏松和骨矿盐疾病分会组织实施的首次中国居民骨质疏松症流行病学调查。目的是为全面掌握我国城乡、不同性别居民骨密度值分布特征、骨质疏松症患病及其相关危险因素的流行状况,以科学制订骨质疏松症防控策略。

调查覆盖北京、山西、吉林、江苏、浙江、湖北、湖南、广东、四川、重庆和陕西 11 个省(直辖市)的 44 个县(区),收集了 20 岁及以上常住居民的相关信息,其中对 20~39 岁的人群重点开展中国人群峰值骨量研究,以及对 40 岁及以上的人群重点评估骨质疏松症流行情况。为保证样本的全国代表性,调查采用多阶段分层整群随机抽样,在全国随机抽中以上 11 个省(直辖市),每个省(直辖市)按人口规模随机抽取 4 个县(区),每个调查县(区)按人口规模随机抽取 4 个乡镇(街道),每个乡镇(街道)随机抽取 2 个行政村(社区),每个行政村(社区)随机抽取 1 个村(居)民小组,在每个村(居)民小组按照年龄组(20~29 岁,30~39 岁)和性别分层随机抽取 8 名 20~39 岁居民和 50 户调查户,每户随机抽取 1 名 40 岁及以上居民进行调查。

信息收集采用集中调查和入户调查相结合的方式,内容包括问卷调查、骨密度测量、身体测量等。问卷调查包括:人口学特征、骨质疏松症相关症状、危险因素、既往疾病和药物史、骨质疏松症知晓情况等。骨密度测量采用国际公认的"金标准"——双能 X 线吸收法(DXA),分别测定了腰椎正位、股骨颈和全髋骨密度。身体测量包括身高、体重等。计划在全国调查 20 416 人,最终有效样本 20 281 人。

二、主要结果

(一) 调查对象基本情况

共调查 20 281 人,其中男性 8 776 人(43.3%),女性 11 505 人(56.7%);城市居民 11 039 人(54.4%),农村居民 9 242 人(45.6%)。40 岁及以上有效样本 17 489 人,其中男性 7 393 人(42.3%),女性 10 096 人(57.7%)。

（二）骨密度分布情况

2018 年，我国各年龄段人群腰 1～腰 4 骨密度最高，股骨颈骨密度最低。大体上同一年龄段、同一部位城市地区骨密度高于农村地区，体现出骨密度的城乡差异。男性腰椎、股骨颈和全髋骨密度均在 20～29 岁达到骨峰值，分别为 0.998g/cm²、0.868g/cm² 和 0.923g/cm²。女性股骨颈和全髋骨密度在 20～29 岁达到骨峰值，分别为 0.827g/cm² 和 0.885g/cm²；女性腰椎骨密度在 30～39 岁达到骨峰值，为 1.042g/cm²。

（三）骨质疏松症患病情况

2018 年，我国 40 岁及以上人群骨质疏松症患病率为 12.6%，其中男性为 4.4%，女性为 20.9%，女性明显高于男性。城市地区患病率为 10.9%，农村地区为 13.6%，农村地区高于城市地区。60 岁及以上人群骨质疏松症患病率达到 27.4%，男性为 8.0%，女性为 45.9%。

（四）骨量低下情况

2018 年，我国 40 岁及以上人群骨量低下流行率为 40.9%，其中男性为 41.7%，女性为 40.0%，男性略高于女性。城市地区为 39.5%，农村地区为 41.6%，农村地区高于城市地区。60 岁及以上人群骨量低下流行率达到 47.5%，男性为 51.2%，女性为 44.1%。

（五）骨质疏松症与相关危险因素

分析了家族史、低体重、行为生活方式（酒精摄入、吸烟、奶制品摄入、体育锻炼、户外活动）、生殖健康、慢性病（甲状腺功能亢进、甲状旁腺功能亢进、糖尿病、慢性胃肠道疾病、类风湿性关节炎）、药物使用（类固醇药物、抗癫痫药、抗凝剂、甲状腺激素、镇静催眠药、抑酸药）等与骨质疏松症患病情况的关联。

男性中与骨质疏松症患病相关的因素为低体重、现在或曾经吸烟、从不锻炼、曾有过阳痿或缺乏性欲，OR 值分别为：5.825（95%CI：3.893～8.716）、1.320（95%CI：1.014～1.718）、1.577（95%CI：1.128～2.205）和 1.412（95%CI：1.057～1.886）。

女性中与骨质疏松症患病相关的因素为父母曾被诊断有骨质疏松症或发生过髋骨骨折、40 岁后身高减少超过 3cm 以上、低体重、过去一年从未摄入奶制品、从不锻炼、45 岁或以前停经、患有慢性胃肠道疾病。OR 值分别为：1.287（95%CI：1.052～1.574）、1.380（95%CI：1.198～1.590）、4.205（95%CI：3.061～5.777）、1.240（95%CI：1.104～1.392）、1.231（95%CI：1.073～1.413）、1.717（95%CI：1.469～2.007）和 1.354（95%CI：1.111～1.648）。

（六）骨质疏松症诊断情况

2018 年，我国 40 岁及以上人群骨质疏松症患病知晓率（曾经被确诊骨质疏松症的人数占本次调查发现的骨质疏松症总人数的比例）为 6.4%，男性为 3.7%，女性为 7.0%，男性低于女性。城市地区居民的知晓率为 10.5%，农村为 4.6%，城市高于农村。

（七）骨质疏松症治疗情况

2018 年，我国 40 岁及以上确诊的骨质疏松症人群中，16.1% 同时使用钙剂和维生素

D 治疗，男性比例低于女性，分别为 9.8% 和 19.4%。城市比例高于农村，分别为 18.3% 和 13.8%。

2018 年，我国 40 岁及以上确诊的骨质疏松症人群中，25.1% 使用药物治疗，男女比例近似，分别为 25.0% 和 25.2%，城市与农村相近，分别为 25.9% 和 24.3%。在使用药物治疗的人群中，双膦酸盐类药物使用率为 28.1%，降钙素类药物使用率为 17.3%，女性中雌激素类药物使用率为 7.2%（女性），甲状旁腺激素类似物使用率为 5.8%，选择性雌激素受体调节剂使用率为 3.9%（女性），维生素 D 类似物使用率为 33.7%，维生素 K_2 使用率为 11.1%，中成药使用率为 40.2%。

（八）骨质疏松症知识知晓和骨密度测量情况

1. 骨质疏松症疾病名称知晓情况

2018 年，我国 40 岁及以上人群骨质疏松症疾病名称知晓率为 48.8%，男性为 48.6%，女性为 49.0%。城市地区知晓率为 61.9%，农村地区为 41.7%，城市明显高于农村。

2. 骨质疏松症相关知识知晓情况

2018 年，我国 40 岁及以上人群骨质疏松症相关知识知晓率为 7.4%，其中男性为 7.0%，女性为 7.9%，女性略高于男性。城市地区骨质疏松症相关知识知晓率为 12.5%，农村地区为 4.7%，城市地区明显高于农村地区。

3. 骨密度测量情况

2018 年，我国 40 岁及以上人群骨密度测量率仅为 3.3%，男性为 2.8%，女性为 3.8%，女性略高于男性。城市地区为 6.6%，农村地区仅为 1.6%，城市高于农村。

三、主要发现和建议

（一）主要发现

1. 骨质疏松症已经成为我国 40 岁及以上人群的重要健康问题，中老年女性尤为突出

我国 40 岁及以上人群骨质疏松症患病率为 12.6%，女性高于男性，分别为 20.9% 和 4.4%。骨质疏松症患病率随年龄的增长而快速增加。我国男性骨质疏松症患病率水平与各国差异不大，女性患病率水平显著高于欧美国家，与日韩等亚洲国家相近。

2. 我国低骨量人群庞大，男、女性并重

我国 40 岁及以上人群骨量低下流行率为 40.9%，男性为 41.7%，女性为 40.0%。总体水平与韩国接近，男性相较于欧美国家处于较高水平。低骨量人群作为骨质疏松症的高危人群，数量庞大，随着我国城市化、人口老龄化进程的不断加快和不健康生活方式的广泛流行，骨质疏松症的防控形势日益严峻。

3. 骨质疏松症相关危险因素不容忽视

低体重、身体活动缺乏、奶制品摄入不足、吸烟等不良生活方式是中国人群骨质疏松症患病的重要危险因素，不良生活方式亟待改善。无论男性还是女性，低体重和从不锻炼都是骨质疏松症的危险因素。现在或曾经吸烟是影响男性患骨质疏松症的重要危险因素；40 岁后身高减少超过 3cm 以上、过去一年从未摄入奶制品是女性骨质疏松症患病的重要危险

因素。同时与骨质疏松症相关的生殖系统健康以及相关慢性病患病史亟待关注。

4. 骨质疏松症治疗率有待提高

基础措施中，钙剂在中国骨质疏松症人群中广泛使用，维生素 D 使用率有待提升。确诊的骨质疏松症人群中有 25.1% 使用药物治疗，男性和女性近似，城市和农村相近。药物治疗中，中成药、维生素 D 类似物、双膦酸盐、降钙素、维生素 K$_2$、雌激素类（女性）、甲状旁腺激素类似物、选择性雌激素受体调节剂（女性）的使用率由高到低，其中降钙素、维生素 K$_2$、雌激素类、甲状旁腺激素类似物和选择性雌激素受体调节剂的使用率均低于 20%。在药物治疗中，中成药和甲状旁腺素类似物使用高于主要发达国家，维生素 D、双膦酸盐、选择性雌激素受体调节剂的使用明显低于大多数欧美国家。

5. 居民对骨质疏松症认知普遍不足

我国 40 岁及以上人群骨质疏松症相关知识知晓率仅为 7.4%，城市（12.5%）高于农村（4.7%）。超过一半的人群甚至从未听说过骨质疏松症。知识知晓率低反映整个社会对骨质疏松症的认知不足，也反映我国医疗卫生机构开展骨质疏松症防控的意识、能力和措施严重不足。

（二）主要建议

1. 坚持政府主导和部门协作，坚持将健康融入所有政策等基本防控策略，创造健康骨骼和骨质疏松症防控的支持性环境。

2. 加强健康教育与科普宣传，提高居民骨质疏松症相关知识知晓率、治疗率等，提升全民骨骼健康意识。

3. 实施早诊早治，从贯穿生命全周期的角度，针对重点人群开展骨质疏松症综合防控。

4. 推广和宣传骨质疏松症防控指南和规范，强化规范诊疗，加强筛查、诊疗等新技术的推广，提高防治效果。

5. 加强骨质疏松症防控能力建设。促进医防协同和分级诊疗，开展全流程健康管理；开展专业人员队伍建设；开展监测和评估；增强科学研究。

Abstract

1. Overview of the study

The China Osteoporosis Prevalence Study (COPS) 2018 is the first nationwide cross-sectional study in China conducted by the National Center for Chronic and Noncommunicable Disease Control and Prevention (NCNCD), China CDC and Chinese Society of Osteoporosis and Bone Mineral Research of Chinese Medical Association, under the leadership of Disease Prevention and Control Bureau of the National Health Commission. The goals of the study were to determine the distribution characteristics of bone mineral density and the prevalence of osteoporosis and related risk factors in urban and rural areas and residents of different genders in China, and to develope prevention and control strategies for osteoporosis scientifically as well.

The China Osteoporosis Prevalence Study 2018 covered 44 counties or districts in 11 provinces, (municipalities) including Beijing, Shanxi, Jilin, Jiangsu, Zhejiang, Hubei, Hunan, Guangdong, Sichuan, Chongqing and Shaanxi. Residents aged 20 and over were investigated, including 20 to 39 years old for establishing reference of peak bone mass in Chinese and aged 40 and over for estimation of osteoporosis prevalence in China. Participants were recruited using multi-stage stratified cluster random sampling methods to obtain a nationally representative sample. For the first stage of sampling (provincial level), 11 provinces (municipalities) were randomly selected. Within each province (municipality), 4 counties /districts were selected according to the overall population size; In each county (district), 4 townships (streets) were then randomly selected; 2 villages or communities were randomly selected from each township (street); 1 neighborhood or group was randomly selected from each village (community); 8 residents aged 20 to 39 years were selected in each neighborhood or group, stratified by age (20-29, 30-39) and gender, and 50 households were randomly selected from each neighborhood or group; one resident aged 40 and over was randomly selected from each household.

Data and information were collected through a combination of centralized face-to-face interviews and household face-to-face interviews. The survey consisted of questionnaires, bone mineral density measurements and physical measurements, etc. The questionnaires included demographic characteristics, osteoporosis-related symptoms, risk factors, history of diseases and medication, and osteoporosis awareness. Bone mineral density were measured using the internationally recognized "gold standard" dual-energy X-ray absorptiometry (DXA), which measured the bone density of the lumbar spine, femoral neck and total hip separately. Physical measurements included height and weight. A nationally representative sample of 20 416 individuals was obtained, of which 20 281 were investigated.

2. Main results

2.1　General information of the participants

A total of 20 281 individuals were surveyed in the China Osteoporosis Prevalence Study 2018, of which 8 776 (43.3%) were males and 11 505 were females (56.7%). There were 11 039 urban residents (54.4%) and 9 242 (45.6%) rural residents. Among the 17 489 valid samples aged 40 and over, there were 7 393 (42.3%) males and 10 096 (57.7%) females.

2.2　Distribution of bone mineral density

In 2018, the bone mineral density (BMD) of Lumber 1-Lumber 4 was the highest and that of femoral neck was the lowest in all age groups in China. Overall, the BMD was higher in urban areas than that in rural areas among all age groups, reflecting the urban-rural difference in bone mineral density. In men, peak BMD of lumbar spine, femoral neck and total hip occurred in the 20 to 29-year age group, which were $0.998g/cm^2$, $0.868g/cm^2$ and $0.923g/cm^2$, respectively. In women, peak BMD of femoral neck and total hip occurred in the 20 to 29-year age group, which were $0.827g/cm^2$ and $0.885g/cm^2$ respectively, and the peak BMD of lumbar occurred in the 30 to 39-year age group, which was $1.042g/cm^2$.

2.3　Prevalence of osteoporosis

In 2018, the prevalence of osteoporosis among residents aged 40 and over in China was 12.6%, of which 4.4% for males and 20.9% for females. The prevalence was higher in females than that in males. The prevalence was 10.9% in urban areas and 13.6% in rural areas, which was higher in rural areas than in urban areas. The prevalence of osteoporosis among those aged 60 and over reached 27.4% (8.0% for men and 45.9% for women).

2.4　Low bone mass

In 2018, the prevalence of low bone mass among residents aged 40 and over in China was 40.9%, 41.7% among males and 40.0% among females. The prevalence of males was slightly higher than that in females. The prevalence was 39.5% in urban areas and 41.6% in rural areas and that in the rural areas is higher than in the urban areas. The prevalence of low bone mass among people aged 60 and over reached 47.5%, 51.2% among men and 44.1% among women.

2.5　Osteoporosis related risk factors

The relationship between osteoporosis and related risk factors including family history, low body weight, lifestyles (alcohol intake, smoking, diary products intake, physical activity, outdoor activity), reproductive health, chronic diseases (hyperthyroidism, hyperparathyroidism, diabetes, chronic gastrointestinal diseases and rheumatoid arthritis), medication history (steroid drugs, antiepileptics, anticoagulants, thyroid hormones, sedative hypnotics, and acid suppressants) and other related risk factors was analyzed.

In men, low body weight, current or previous smoking, never exercising, and suffered from impotence or loss of libido were found to increase the risk of osteoporosis, with OR values of 5.825 (95%CI: 3.893-8.716), 1.320 (95%CI: 1.014-1.718), 1.577 (95%CI: 1.128-2.205) and 1.412 (95%CI: 1.057-1.886) respectively.

In women, parents diagnosed with osteoporosis or hip fracture, losing more than 3cm of height after the age of 40, low body weight, never consuming dairy products in the past year, menopause occurring before 45 and chronic gastrointestinal disease were found to increase the risk of osteoporosis, with OR values of 1.287 (95%CI: 1.052-1.574), 1.380 (95%CI: 1.198-1.590), 4.205 (95%CI: 3.061-5.777), 1.240 (95%CI: 1.104-1.392), 1.231 (95%CI: 1.073-1.413), 1.717 (95%CI: 1.469-2.007) and 1.354 (95%CI: 1.111-1.648) respectively.

2.6　Diagnosis of osteoporosis

The awareness rate of osteoporosis (proportion of people who were aware of their diagnosis with osteoporosis in the total number of osteoporosis determined in current survey) was 6.4% among people aged 40 and over in China in 2018. It was lower in males than that in females (3.7% vs. 7.0%), and higher in urban areas than that in rural areas (10.5% vs .4.6%).

2.7　Treatment of osteoporosis

In 2018, 16.1% of residents with diagnosed osteoporosis aged 40 and over in China were treated with calcium and vitamin D at the same time. The proportion in men was lower than that in women (9.8% vs. 19.4%) and was higher in urban areas than that in rural areas (18.3% vs. 13.8%).

In 2018, 25.1% of residents with diagnosed osteoporosis aged 40 and over took medication, and the proportions in men and women were about the same (25.0% and 25.2%, respectively). The proportions were similar in urban areas and rural areas (25.9% and 24.3%, respectively). Among those who took medication, 28.1% used bisphosphonates, 17.3% used calcitonin, 7.2% used estrogen (females), 5.8% used parathyroid hormone analogues, 3.9% used female selective estrogen receptor modulators (females), 33.7% used Vitamin D analogs, 11.1% used vitamin K_2 and 40.2% used Chinese patent medicine.

2.8　Knowledge of osteoporosis and measurement of bone mineral density

2.8.1　Awareness of osteoporosis disease name: In 2018, 48.8% of residents aged 40 years old and over had heard about a condition called osteoporosis. The proportion was 48.6% in males and 49.0% in females and it was higher in urban areas (61.9%) than in rural areas (41.7%).

2.8.2　Knowledge of osteoporosis: In 2018, knowledge awareness rate of osteoporosis was 7.4% in residents aged 40 years old and over, with 7.0% in males, and 7.9% in females. The rate in females was slightly higher than in males. Knowledge awareness rate of osteoporosis was significantly higher in urban areas than in rural areas, which were 12.5% and 4.7% respectively.

2.8.3　Bone mineral density measurement: In 2018, only 3.3% of residents aged 40 years and over in China ever measured bone mineral density and the proportion in females was slightly higher than in males, which were 2.8% and 3.8% respectively. 6.6% of residents in urban areas ever measured bone mineral density and only 1.6% in rural areas.

3.　Main findings and recommendations

3.1　Main findings

3.1.1　Osteoporosis has become an important public health problem for people aged 40 and over in China, especially in middle-aged and elderly women

The prevalence of osteoporosis in people aged 40 and over in China was 12.6%, which was higher in women than in men (20.9% vs. 4.4%) and increased rapidly with age. The prevalence in men in China was not much different from that in other countries, while in women was significantly higher than that in European and American countries, and was similar to that in Asian countries such as Japan and South Korea.

3.1.2　There are a large number of people with low bone mass both in males and females in China

The proportion of low bone mass in people aged 40 and over in China was 40.9%, 41.7% in males and 40.0% in females. The proportion is close to that in South Korea, while it is higher than that in European and American countries among men. We are facing more and more severe situation in the field of osteoporosis prevention and control with the large number of residents with low bone mass, as high-risk population of osteoporosis, as well as with the rapid urbanization, ageing of population in China and the widespread unhealthy lifestyles.

3.1.3　More attention should be paid to risk factors related to osteoporosis

It is important to keep healthy lifestyles for osteoporosis prevention and control. Low body weight, lack of physical activity, insufficient dairy products intake, smoking and other unhealthy lifestyles were found to be risk factors for osteoporosis in the Chinese population in this survey. Low body weight and never exercised were risk factors for osteoporosis in both men and women. Current or previous smoking was an important risk factor for osteoporosis in men. Losing more than 3cm in height after the age of 40 years and never consumed dairy products in the past year were risk factors for osteoporosis in women. Meanwhile, reproductive health was associated with osteoporosis, as well as the history of chronic diseases and medication need urgent attention.

3.1.4　The treatment rate about osteoporosis needs to be improved

As basic measures, Calcium was widely used and the proportion of using vitamin D needs to be improved in the diagnosed osteoporosis population in China. 25.1% of the patients with osteoporosis were treated with drugs. The proportions were similar in man and women, urban areas and rural areas. In drug treatment measures, the utilization rate of Chinese patent medicine is the highest, followed by vitamin D analogs, bisphosphonates, calcitonin, vitamin K_2, estrogen (females), parathyroid hormone analogues, and selective estrogen receptor regulator (females). The utilization rate of calcitonin, vitamin K_2, estrogen, parathyroid hormone analogues, and selective estrogen modulators were all lower than 20%. The utilization rates of Chinese patent medicine and parathyroid hormone analogues are higher than that in major developed countries, and the utilization rates of vitamin D, bisphosphonates and selective estrogen receptor modulators are significantly lower than that in most European and American countries.

3.1.5　Awareness of osteoporosis is generally very low in Chinese residents

Only 7.4% of the residents aged 40 and over, had good or excellent knowledge of osteoporosis and it was higher in urban areas (12.5%) than in rural areas (4.7%). More than half of the survey population had never heard of osteoporosis. The low rate and poor knowledge reflect the inadequate awareness of osteoporosis in the whole society, and also indicate that there are serious deficiencies of the health system in awareness, capacity and measures for osteoporosis prevention and control.

3.2　Main recommendations

3.2.1　Adhere to the principles of government guidance, muti-department cooperation and basic prevention and control strategies such as implementing health in all policies as well as creating supportive environment for bone health, osteoporosis prevention and control.

3.2.2　Strengthen health education and health initiative of popular science propaganda to improve the awareness rate and treatment rate of osteoporosis and to raise the awareness of bone health among residents.

3.2.3　Implement early diagnosis and early treatment, and carry out comprehensive prevention and control of osteoporosis for key populations from the perspective of the entire life cycle.

3.2.4　Promote and publicize guidelines and specifications of osteoporosis prevention. Strengthen standardized diagnosis and treatment. Strengthen the popularization of new technologies about screening, diagnosis and treatment, and improve the effects of prevention and treatment.

3.2.5　Strengthen capacity building for prevention and control of osteoporosis. Promote the collaboration of treatment and prevention, hierarchical diagnosis and treatment, and carry out whole-process health management. Carry out professional team building, strengthen surveillance and evaluation, as well as scientific research.

第一部分 概　述

一、调查背景

　　骨质疏松症（osteoporosis）是一种以骨量减少，骨组织微结构退化为特征，导致骨脆性增加及骨折危险性增加的一种全身代谢性骨病（WHO，1994）。20 世纪 90 年代，随着人口老龄化日趋严重，骨质疏松症已成为全球常见慢性病之一，严重威胁中老年人群健康，成为全球性公共卫生问题。目前，全世界已有 2 亿多女性骨质疏松症患者，约有 1/10 的 60 岁以上女性罹患骨质疏松症。

　　骨质疏松症患者骨强度降低，骨折阈值明显下降，轻微外力容易引发骨折。在世界范围内，骨质疏松症每年导致超过 890 万人骨折，全世界每三秒钟就有一人发生骨质疏松性骨折。国际骨质疏松症基金会报告显示，50 岁以上人群中，1/3 的女性和 1/5 的男性会经历骨质疏松性骨折。有国家报道，60 岁以上骨折患者中 80% 与骨质疏松症有关。女性一生发生骨质疏松性骨折风险（40%）高于乳腺癌、子宫内膜癌和卵巢癌的总和，男性一生发生骨质疏松性骨折风险（13%）高于前列腺癌。脆性骨折是骨质疏松症最重的后果，常见发生部位包括腕部、脊柱和髋部，其中脊柱和髋部骨折可能造成中老年人失能，不但影响生活质量和寿命，也造成巨大的医疗花费和照护负担。研究显示，2010 年中国因骨质疏松性骨折所造成的耗费约 94.5 亿美元（女：男≈3∶1），占国家医疗保健支出的 1.8%，而美国骨质疏松性骨折花费高达 187 亿美元，占国家医疗保健支出的比例为 0.7%。研究还预测 2035 年我国骨质疏松性骨折所造成的花费将会倍增，至 2050 年将增至 254.3 亿美元，较 2010 年增幅高达 169%。

　　我国骨质疏松症患者约 6 000 万～8 000 万人，随年龄增加患病率明显增高。随着中国老龄化的快速进程，骨质疏松症患者数量仍将急剧增加。但绝大部分患者在骨质疏松症早期没有获得足够的健康教育，也未进行疾病预防。近年来，我国公共卫生保障体系开始逐渐重视骨质疏松症防控的问题。目前迫切需要全国层面的骨质疏松症流行病学数据，为制定国家防控策略提供支持。现有的骨质疏松症患病数据基本来源于不同机构所做的不同地区的独立骨质疏松症流行病学调查，缺乏大样本多中心随机抽样调查数据，不能很好地反映全国层面骨质疏松症的总体流行状况。中国地域辽阔，各地风俗习惯不同，骨质疏松症患病率亦不同，这需要较大规模的多中心研究提供科学数据。因此，开展具有全国代表性的、基于社区人群的流行病学调查，了解我国骨质疏松症患病及其相关危险因素流行状况，对于制定和评估骨质疏松症相关防治政策和措施具有重大意义。本次调查实施前通过了中国疾病预防控制中心慢性非传染性疾病预防控制中心伦理审核。本书数据不含我国港澳台地区。

二、调查目的

通过流行病学调查掌握我国居民骨质疏松症流行现状及其主要危险因素，为骨质疏松症的预防控制、管理策略及资源配置提供数据支持。具体目标为：

（1）掌握我国城乡、不同性别人群的骨密度值分布特征；

（2）掌握我国城乡、不同性别人群骨质疏松症及骨量低下的流行率和分布特征，为开展骨质疏松症防控及相应卫生资源配置提供数据支持；

（3）了解骨质疏松症患病与相关因素间的关系，为疾病的早发现、早干预和制定有针对性的防控策略和措施提供依据。

（4）了解骨质疏松症诊断、治疗和知晓情况，为制定我国骨质疏松症防控指南和医师指南提供科学依据。

三、调查设计

（一）调查内容

本次调查包括问卷调查、骨密度测量、身体测量等内容。

1. 问卷调查

问卷由经过统一培训的调查员以面对面询问的方式进行，不可由调查对象自填。内容包括家庭情况及个人问卷调查。

家庭情况调查内容包括家庭记录、家庭成员登记及相关联系记录，用于抽取调查对象。

个人问卷调查包括：①人口学特征：年龄、性别、民族、职业、受教育状况等；②影响因素：吸烟、饮酒、膳食情况、体力活动、钙摄入、维生素 D 补充等；③既往疾病和药物史：父母骨折史、性腺功能低下史、长期服用糖皮质激素或其他免疫抑制剂等、甲状旁腺功能亢进、甲状腺功能亢进、糖尿病等疾病史、妇科史（月经是否规律、是否绝经及绝经年龄、是否子宫和卵巢切除）等；④既往骨科史：既往骨质疏松症知晓情况、采取措施预防骨质疏松症的情况、是否做过骨密度检查等。

2. 身体测量

内容包括身高、体重等。身高测量采用长度为 2.0m、精确度为 0.1cm 的身高计；体重测量采用最大称量为 150kg（公斤）、精确度为 0.1kg 的体重计。

3. 骨密度测量

采用国际公认的骨密度测量"金标准"——双能 X 线吸收法（DXA），进行腰椎正位（L1～L4 和 L2～L4）、股骨颈、全髋骨密度测量。采用 WHO 诊断标准，骨密度值低于同性别、同种族正常成人的骨峰值 1 个标准差及以内属正常；降低 1 至 2.5 个标准差之间为骨量低下；降低程度达到或超过 2.5 个标准差为骨质疏松症。通常用 T 值表示，T 值 =（测量值 − 骨峰值）/ 正常成人骨密度标准差。

（二）调查对象

调查对象为调查县（区）20 岁及以上在该地区居住 6 个月及以上的居民。对 20～39 岁人群重点开展中国人群峰值骨量调查，40 岁及以上人群重点评估骨质疏松症流行情况。

（三）抽样设计

1. 抽样原则

为保证调查样本具有全国代表性，同时兼顾地理分布和城乡均衡，保证样本在社会经济发展状况、人口年龄和性别构成方面与全国情况尽可能一致，调查采用了多阶段分层整群随机抽样，调查基本单位为个人。

2. 样本量

（1）患病率样本量估算（40 岁及以上人群）

40 岁及以上分层因素：计算样本量时，考虑了以下分层因素，①性别 2 层：男性、女性；②城乡 2 层：将全国所有的县（包括县级市）定义为农村，所有的区定义为城市。共分为 4 层。样本量的计算公式采用 $n=deff \dfrac{u_\alpha^2 p(1-p)}{d^2}$，其中，$\alpha$ 取 0.05（双侧）；根据文献研究对骨质疏松症的患病率估计，p 取 13.2%，设计效率 $deff$ 取 3；相对误差 r 为 15%，d=15%×13.2%；根据以上参数取值，计算得到平均每层的样本量约为 3 369 人。考虑到上述分层因素，同时考虑应答率 80%，计算得到最小样本量为 16 845 人。

样本的分配：为达到足够样本量，每个调查县（区）抽取 400 人，总样本量为 17 600 人。[400 人/县（区）×44 个县（区）=17 600 人]。每个村民小组（自然村）/居民小组抽取 50 人。

（2）峰值骨密度样本量的估算（20～39 岁人群）

采用公式：$n=(u_\alpha\sigma/\delta)^2$。$\alpha$ 取 0.05，σ 为总体标准差，根据现有研究，20～39 岁人群骨密度标准差介于 0.090～0.196g/cm^2，为保证样本量尽可能大，σ 取高值 0.196。δ 为容许误差，取标准差的 25%（标准差取低值 0.09）。每层需要样本量 279 人。按照性别、年龄组（20～29，30～39）和城乡分层，考虑 80% 应答率，实际需要样本为 2 790 人。

样本的分配：按照男女和年龄组（20～29 岁，30～39 岁）平均分配。为达到足够样本量，每个调查县（区）抽取 64 人，共 2 816 人。每个村民小组（自然村）/居民小组抽取 8 人。见表 1-1。

表 1-1　每调查县（区）峰值骨密度调查样本（20～39 岁人群）具体分配

年龄组	性别	抽样数	
		每个县（区）	每个村民小组（自然村）/居民小组
20～29 岁	男	16	2
	女	16	2
30～39 岁	男	16	2
	女	16	2
合计		64	8

3. 抽样设计

（1）采用简单随机抽样方法在全国（除港、澳、台）随机抽取 11 个省（自治区、直辖市）。

（2）每个调查省（直辖市）采用与人口规模成比例的整群抽样（PPS 抽样）方法随机抽取 2 个区和 2 个县 / 县级市。

（3）每个调查县（区）采用与人口规模成比例的整群抽样（PPS 抽样）方法随机抽取 4 个乡镇 / 街道。

（4）每个抽中的乡镇 / 街道采用与人口规模成比例的整群抽样（PPS 抽样）方法随机抽取 2 个行政村 / 居委会。

（5）每个抽中的行政村 / 居委会采用整群随机抽样方法抽取 1 个村民小组（自然村）/ 居民小组（每个村民小组 / 居民小组至少包括 50 户含 40 岁及以上的村民 / 居民，8 户含 20～39 岁的居民）。

（6）在抽中的居民小组中，按照年龄、性别分层，随机抽取 8 名 20～39 岁的人群进行峰值骨密度调查。

每个被抽中的村民小组（自然村）/ 居民小组随机抽取不少于 50 户（含有 40 岁及以上的村民 / 居民）居民作为调查户，用于选取 40 岁及以上人群。

（7）在被抽中的调查户中，用 KISH 表法随机抽取每户 1 名 40 岁及以上居民进行调查。

4. 调查对象置换

现场调查时，如果抽取的居民户不符合条件或无法进行调查，需要对居民户进行置换。

（1）置换原则

按照居住就近置换原则，选取与调查户在同一村民 / 居民小组中未被抽中的居民户，或相邻村民 / 居民小组中的居民户进行置换，置换居民户的家庭结构要与原居民户相似。

需要注意的是，应直接置换居民户，而不是在原居民户中改换另一名调查对象。对于置换户，沿用分配给原居民户的 KISH 表确定调查对象。

置换的百分比不超过 10%。

（2）发生以下情况时，需对抽取的居民户进行置换

1）住房拆除：调查时抽取的居民户住房被拆除，则置换居民户；

2）无人居住：调查时抽取的居民户如果无人居住（如原住户已搬走），则予以置换；

3）住户改变：调查时老住户已搬离，搬入了新住户，如果该新住户的成员满足 20 岁及以上常住居民条件，则置换原户，新住户为被调查户；

4）不符合调查条件：抽取的居民户中没有 20 岁及以上常住居民时，则对居民户进行置换；

5）调查对象不在家：与当地村 / 居委会联系或直接与该户联系，重新预约调查时间，必须进行三次联系，同一天中的多次联系只算一次，如已确知在调查时间内，不可能获得调查对象（例如长期外出打工），则置换居民户；

6）调查对象拒绝调查：尽量争取调查对象配合调查，如调查对象始终不予配合，则与当地村 / 居委会联系，重新安排时间，由调查队长亲自联系或安排另一位更有经验的调查员调查，如仍旧不配合，则予以置换；

7）调查对象因健康原因不能接受调查，如存在认知或语言障碍等无法正常接受调查者，需进行置换。如果调查对象有可能在调查期间内康复，则预约第二次调查时间。

四、统计分析方法

（一）数据清理

1. 数据库结构

本次骨质疏松症流行病学调查数据全部采用电子信息管理系统进行数据采集，通过互联网上传数据平台进行数据管理。根据调查内容，调查分为问卷调查、骨密度测量、身体测量等数据库。各数据库间通过个人编码进行关联合并。

2. 数据清理

本次调查制定统一的数据清理方案，包括对重复数据的剔除，对缺失值、逻辑错误和离群值的诊断及处理，对重要缺失信息（年龄、性别）的填补等。

（二）数据分析方法

1. 统计分析

分析主要以年龄、性别和城乡作为分层因素，采用率、构成比、均数等统计指标进行统计描述。为使统计结果能够代表 40 岁及以上人群，调查采用复杂抽样加权调整方法调整。分析采用 SAS9.4 完成。骨质疏松症与主要危险因素关联强度的分析采用 logistic 回归，首先，计算并报告各危险因素在控制年龄、性别后与骨质疏松症的关联强度，统计指标包括 OR 值及其 95% 置信区间等；其后，采用 logistic 回归后退法（backward）进行多因素分析，并对有统计学意义的变量（$P<0.05$）在报告中进行展示。

2. 加权调整

（1）加权概述

加权对象：参加本次调查的样本个体。

加权过程为抽样加权，事后分层加权。

样本个体的最终权重为抽样权重和事后分层权重的乘积。

（2）抽样权重

由于本次调查采用了多阶段复杂抽样设计，需要对样本进行抽样加权。按照本次调查的抽样设计，样本个体的抽样权重 Ws 如下：

$$Ws = W_{s1} \times W_{s2} \times W_{s3} \times W_{s4} \times W_{s5} \times W_{s6} \times W_{s7}$$

w_{s1} 为省 / 直辖市的抽样权重，由统计软件在简单随机抽样过程中计算生成，其值为简单随机抽样下样本省 / 直辖市抽样概率的倒数。

w_{s2} 为样本县 / 区的抽样权重，由统计软件在 PPS 抽样过程中计算生成，其值为与人口数成比例的 PPS 抽样下样本县 / 区抽样概率的倒数。

w_{s3} 为样本乡镇 / 街道的抽样权重，由统计软件在 PPS 抽样过程中计算生成，其值为与人口数成比例的 PPS 抽样下样本乡镇 / 街道抽样概率的倒数。

w_{s4} 为样本村 / 居委会的抽样权重，由统计软件在 PPS 抽样过程中计算生成，其值为与人口数成比例的 PPS 抽样下样本村 / 居委抽样概率的倒数。

w_{s5} 为样本村民 / 居民小组的抽样权重，由统计软件简单随机抽样过程中计算生成，其值为所在村民/居民小组的抽样概率的倒数,由于每个村/居委会中只抽取1个村/居小组,因此权重取值为所在村/居委会中村/居小组的个数。

w_{s6} 为家庭户的抽样权重,其值为个体所在家庭入样概率的倒数,即村/居民小组总家庭户数除以该小组内参加调查的家庭户数。

w_{s7} 为个人的抽样权重,其值为调查个体入样概率的倒数。由于每个家庭只抽取1个40岁及以上的居民参与调查,权重值即为个体所在家庭满足调查条件的40岁及以上居民数量。

(3)事后分层权重(post-stratification weight)

为了调整由于抽样造成的某些重要指标在样本与总体分布上的偏差,需要进行事后分层调整。调整的方法是通过对每一样本个体赋予事后分层权重,使这些指标按照权重计算的样本分布与总体分布是一致的。

1)40岁及以上样本事后分层权重

考虑的分层因素为:性别2层,城乡2层,年龄9层(40~44岁,45~49岁,50~54岁,55~59岁,60~64岁,65~69岁,70~74岁,75~79岁,80岁~),最后共分为36层。将抽样权重加权的调查样本与全国第六次人口普查人口按照上述因素进行相同分层后,每层事后分层权重值的计算如下:

$$w_{ps,k}=\frac{普查在第k层的人口数}{样本在第k层的抽样权重之和}$$

2)20~39岁人群样本事后分层权重

考虑的分层因素为:性别2层,城乡2层,年龄2层(20~29岁,30~39岁),最后共分为8层。将抽样权重加权的调查样本与全国第六次人口普查的人口数按照上述因素进行相同分层后,每层事后分层权重值的计算如下:

$$w_{ps,k}=\frac{普查在第k层的人口数}{样本在第k层的抽样权重之和}$$

(4)最终权重

样本个体的最终权重为:

$$w=w_s\times w_{ps,k}$$

(5)有效样本

预计调查20 416人,实际调查20 407人,应答率99.96%。有效样本20 281人,有效应答率99.34%。其中,40岁及以上预计调查17 600人,有效样本17 489人,有效应答率99.37%,20~39岁人群预计调查2 816人,有效样本2 792人,有效应答率99.15%。

五、质量控制

本次骨质疏松症流行病学调查在全国11个省(直辖市)的44个县(区)开展。为保证调查有序进行和调查数据真实可靠,项目组制定质量控制标准和建立质量控制系统,并对整个调查工作各个环节实施严格质量控制;包括方案设计与修订、培训、现场调查、数据录入和管理等诸多环节。在整个项目实施阶段都对调查工作质量进行实时动态监控,发现问题及时采取应对措施,保证质量控制工作的时效性。

（一）工作方案及问卷论证

中国疾病预防控制中心慢性非传染性疾病预防控制中心成立专门的工作组，负责工作方案及问卷的制定。并开展方案和问卷专家咨询，对方案及问卷的科学性和可行性进行论证。开展现场预调查，对方案及问卷进行验证。

（二）调查人员职责和要求

各调查县（区）成立现场调查工作队，每个队员都应具备较强的工作责任心。调查队由16～18名成员组成，每人的分工、职责明确。

1. 负责人职责和要求

（1）调查点负责人由县（区）级疾控中心负责慢病工作的在职人员担任。具有中级及以上职称，有现场流行病学调查经验，熟悉调查地区情况。

（2）调查点负责人负责组织协调调查队的现场调查工作。包括调查点的轮转安排、人员调度、检查调查场所是否满足工作要求，合理布置现场等。

（3）在调查中，与预约工作人员，严格按照要求进行预约，督促预约员认真填写预约联系记录；负责对调查员的技术指导，出现疑难问题时制定合理的应对措施，必要时上报省级疾控中心共同解决。

（4）调查点负责人负责调查的总体质量控制，随时关注整个调查现场的工作进展，观察问卷调查人员询问时是否规范，问题表达是否到位等，身体测量员、骨密度测量员是否按照要求进行测量，发现问题及时妥善解决。

2. 质量控制员职责和要求

（1）现场质量控制人员应熟练掌握现场调查相关技术；熟悉问卷填写，身体测量技术和现场调查各个环节的技术要求。

（2）在调查现场随时关注问卷调查，身体测量的工作质量，发现问题及时解决，遇到无法解决的问题及时向负责人汇报，保证工作质量。

（3）负责每日审核当天完成的调查问卷，发现问题及时反馈调查员并协助解决。

（4）负责现场调查物资的检查、分发和回收保管。

3. 问卷调查员职责和要求

（1）具有良好的语言表达能力，熟悉当地方言，普通话流利。

（2）具有流行病学调查经验，从事疾控工作1年以上；并经（培训）考核合格；负责问卷调查和相应数据上传。

4. 身高、体重测量人员职责和要求

（1）需经过培训并且考核合格。

（2）保证测量工具满足要求，避免因测量工具而产生误差。

（3）按照要求进行测量。

（4）按照要求填写测量结果。

5. 骨密度测量人员职责和要求

（1）需经过培训并且考核合格。

（2）骨密度测量仪器满足工作要求，避免因测量仪器而产生误差。

（3）按照骨密度测量的要求进行测量。

（4）按照要求填写测量结果。

（三）现场调查质量控制

现场调查包括身体测量、问卷、骨密度测量，每个环节均有专人进行现场调查，同时配有整个现场协调的负责人。问卷环节采用平板电脑工具进行实时填写。平板电脑登录后需注册，下载数据后，即可获得该调查县（区）的调查对象数据。数据调查完成后及时连接外网上传，电脑端信息管理系统即可获得所有当前数据。平板电脑端每个模块都要进行身份验证，录入调查对象身份证后四位系统进行核实。为了减少因调查员操作引发的误差，问卷系统对每个问题做了有效值范围，并且对各题目之间的跳转设置了逻辑关系。系统设置有录音功能，点开模块即开始录音，以便进行实时质量控制。身体测量采用的仪器精度均应符合要求，由考核合格的测量员进行测量，并配备现场质控员进行指导和质控。现场调查和身体测量时需有省级或县（区）级质控负责人当场填写质控记录表，通过信息管理系统进行上报。

骨密度检测是此次调查最核心的环节，需要 DXA 骨密度检测仪和专业技术人员，为了保证数据的准确，项目组对 DXA 骨密度仪及操作员进行了严格的质量控制。

骨密度测量时，需有省级或县（区）级质控组人员在现场进行质控并填写质控记录表，通过系统上报。测量完调查对象，骨密度测量操作员需把调查对象的测量报告单扫描，通过系统上传，由省级、国家级项目组质控专家双重审核。若审核不合格，需在省级质控组组长的指导下进行更正，重新通过系统进行审核。审核合格后的数据录入才视为有效，可被流行病学调查采用。骨密度数据复杂、量大，易出现录入错误的情况，对此，录入系统采用双录入制，两次录入的数据不同则系统会提示录入人员进行核查，极大程度减少了数据录入不准确的情况。

1. 骨密度测量流程

国家骨密度质控组在流行病学调查期间使用统一的欧洲腰椎体模（ESP）在所有参与调查的 DXA 骨密度测量仪上扫描 10 次，以备校准数据使用。调查点首先需要扫描本单位腰椎体模 10 次，经省级质控负责人查看是否合格并由系统自动计算其基线和波动范围。调查点还需进行 30 例人体重复测量，再上传结果。本单位腰椎体模和 30 例重复测量均评估合格后，方可进行现场骨密度测量。现场骨密度测量时，每日开机需测量本单位体模 1 次，扫描结果在波动范围内则继续调查，若不在波动范围内，需调试至合格后才可进行调查。现场骨密度测量完后，需操作员将所有测量影像及结果通过信息管理系统上传，等待省级和国家级质控专家审核，评分不合格的需要重新分析或者重新扫描再上传，重新进行审核直至合格。

所有的扫描影像均经过国家级质控负责人逐一审核，判断影像是否符合此次流行病学调查要求。

2. 骨密度质控的具体措施

（1）本单位腰椎体模扫描的评审：流行病学调查开始前，各调查点需扫描本单位腰椎体模 10 次，扫描报告上传至系统，按系统要求选择机器型号，选择测量 L1～L4 或 L2～L4，操作员姓名及日期，并手动录入测量结果。经省级质控负责人查看扫描是否合格并由系统自动计算其基线和波动范围。波动范围的基线为 10 次测量结果骨密度（bone marrow density，BMD）的平均值，波动范围为：BMD 平均值 ±1.5%BMD 平均值。

（2）骨密度重复测量影像的评审：各调查点每个 DXA 仪器需上传 30 个 20 岁以上的志愿者的腰椎和股骨近端重复测量扫描结果，由省级和国家级质控负责人双重评审。若调查点有不合格的数据需重新上传，直至全部合格。本单位腰椎体模和骨密度重复测量两个环节都通过了审核，才认为机器稳定，操作员技术达标，可以组织现场骨密度测量。

（3）每日腰椎体模扫描影像的评审：调查点骨密度测量仪器每日开机测量前需扫描本单位体模，扫描报告单上传至系统，按系统要求选择机器型号，选择测量 L1～L4 或 L2～L4，操作员姓名及日期，并手动录入测量结果，系统会对比本单位在单位体模模块得到的波动范围，超出波动范围，则提示不允许上传。

（4）国家项目组骨密度测量质控负责人前往 44 个县（区）采用统一的欧洲腰椎体模（ESP）对所有参与流行病学调查的仪器进行扫描 10 次，通过回归分析进行校准。

（四）数据录入与整理分析质量控制

本次调查所有数据均通过电子信息系统进行录入，为了减少调查员操作引发的误差，问卷系统对每个问题设置有效值范围，并且对各题目间跳转定义逻辑关系，同时还设置录音功能，点开模块即开始录音，以进行实时质量控制。骨密度测量结果录入系统采用双录入模式减少人工录入误差。数据管理均通过电子信息系统。数据分析由两位专业统计分析人员进行平行分析，以保证结果准确。

六、相关定义 ////

1. **骨质疏松症患病率**　本次调查中发现的骨质疏松症人数占调查人群的百分比。骨质疏松症的诊断标准：有以下三种情况任意一种即为骨质疏松症：①髋部或椎体脆性骨折；②经 DXA 骨密度仪测量后计算 T 值≤−2.5；③骨量低下（T 值 −1～2.5），同时肱骨、骨盆或前臂发生脆性骨折。

2. **骨量低下流行率**　经 DXA 骨密度仪测量后计算 T 值在 −1 至 −2.5 间，且未达到骨质疏松症诊断标准的的人数占调查人数的百分比。

3. **低体重**　体重指数（body mass index，BMI）小于 $18.5kg/m^2$。BMI= 体重（kg）/ 身高（m）^{2}

4. **锻炼**　调查对象通常一周内有过持续时间在 10 分钟及以上的高、中、低等强度的各类身体活动情况（包括工作、农业及家务性身体活动、交通性身体活动、娱乐活动和锻炼等）。

5. **骨质疏松症患病知晓率**　曾经被确诊骨质疏松症的人数占本次调查发现的骨质疏松症总人数的比例，反映骨质疏松症的诊断情况。

6. **骨质疏松症疾病名称知晓率**　调查对象中听说过骨质疏松症疾病名称的人占调查人群的百分比。

第二部分 调查结果

一、调查对象基本情况

（一）调查对象性别、年龄、地区分布

本次调查 20～39 岁有效样本为 2 792 人，40 岁及以上有效样本为 17 489 人，共计 20 281 人。其中男性 8 776 人，占 43.3%，女性 11 505 人，占 56.7%，女性比例高于男性；城市居民 11 039 人，占 54.4%，农村居民 9 242 人，占 45.6%，城市居民数量高于农村。40 岁及以上有效样本为 17 489 人，其中男性 7 393 人，占 42.3%，女性 10 096 人，占 57.7%，女性比例高于男性；城市居民 9 517 人，占 54.4%，农村居民 7 972 人，占 45.6%，城市居民数量高于农村。各年龄组调查样本量见表 2-1。

表 2-1 不同性别、年龄、地区调查样本分布

年龄组		合计		城市		农村	
		人数 /n	百分比 /%	人数 /n	百分比 /%	人数 /n	百分比 /%
合计	小计	20 281	100.0	11 039	100.0	9 242	100.0
	20～29 岁	1 410	7.0	757	6.9	653	7.1
	30～39 岁	1 382	6.8	765	6.9	617	6.7
	40～49 岁	4 650	22.9	2 438	22.1	2 212	23.9
	50～59 岁	5 284	26.1	2 816	25.5	2 468	26.7
	60 岁及以上	7 555	37.3	4 263	38.6	3 292	35.6
男	小计	8 776	43.3	4 512	40.9	4 264	46.1
	20～29 岁	709	3.5	381	3.5	328	3.5
	30～39 岁	674	3.3	368	3.3	306	3.3
	40～49 岁	1 981	9.8	980	8.9	1 001	10.8
	50～59 岁	2 110	10.4	1 038	9.4	1 072	11.6
	60 岁及以上	3 302	16.3	1 745	15.8	1 557	16.8
女	小计	11 505	56.7	6 527	59.1	4 978	53.9
	20～29 岁	701	3.5	376	3.4	325	3.5
	30～39 岁	708	3.5	397	3.6	311	3.4
	40～49 岁	2 669	13.2	1 458	13.2	1 211	13.1
	50～59 岁	3 174	15.7	1 778	16.1	1 396	15.1
	60 岁及以上	4 253	21.0	2 518	22.8	1 735	18.8

（二）调查对象民族、教育水平、婚姻状况和职业分布

调查样本中，汉族居民所占比例最高，为99.1%；其次为满族居民，为0.2%。

文盲或半文盲、小学、初中、高中、大专及以上教育水平者的比例依次为7.2%（城市5.7%，农村9.0%），26.5%（城市18.4%，农村36.3%），32.9%（城市30.4%，农村35.8%），18.5%（城市23.7%，农村12.2%）和14.9%（城市21.8%，农村6.7%）。农村小学及以下文化程度者的比例（45.3%）明显高于城市（24.1%）。具体情况详见表2-2。

表2-2　不同性别、年龄、地区调查对象构成 /%

分组	合计			城市			农村		
	小计	男	女	小计	男	女	小计	男	女
民族									
汉族	99.1	99.3	98.9	98.8	98.9	98.6	99.4	99.6	99.3
满族	0.2	0.2	0.3	0.4	0.4	0.5	0.0	0.0	0.0
回族	0.1	0.1	0.2	0.3	0.2	0.3	0.0	0.0	0.0
苗族	0.1	0.0	0.1	0.1	0.1	0.1	0.0	0.0	0.0
彝族	0.0	0.0	0.0	0.0	0.0	0.0	0.0	0.0	0.1
土家族	0.1	0.1	0.1	0.1	0.2	0.1	0.0	0.0	0.0
蒙古族	0.0	0.0	0.0	0.0	0.0	0.0	0.0	0.0	0.1
朝鲜族	0.0	0.0	0.0	0.0	0.0	0.0	0.0	0.0	0.0
其他民族	0.3	0.2	0.4	0.2	0.1	0.2	0.5	0.4	0.6
文化程度									
文盲/半文盲	7.2	3.2	10.2	5.7	2.6	7.8	9.0	3.7	13.5
小学	26.5	24.8	27.8	18.4	17.1	19.3	36.3	33.0	39.0
初中	32.9	35.8	30.7	30.4	31.3	29.9	35.8	40.6	31.7
高中	18.5	20.1	17.2	23.7	24.7	23.1	12.2	15.3	9.5
大专及以上	14.9	16.1	14.0	21.8	24.3	20.0	6.7	7.3	6.2
婚姻状况									
单身	4.2	6.0	2.8	4.8	6.6	3.5	3.5	5.4	2.0
已婚/同居	88.0	89.4	87.0	87.4	89.4	86.0	88.8	89.5	88.2
丧偶/离婚/分居	7.8	4.6	10.2	7.9	4.0	10.5	7.7	5.1	9.8
职业									
农林牧渔水利	25.4	28.7	22.9	9.7	11.5	8.5	44.1	46.9	41.8
生产运输	3.3	5.4	1.8	4.1	6.9	2.2	2.4	3.7	1.3
商业服务	6.2	6.4	6.0	7.5	8.0	7.1	4.6	4.7	4.5
行政干部	3.6	4.7	2.9	4.9	6.6	3.7	2.1	2.6	1.7
办事人员	3.4	3.6	3.2	4.7	4.9	4.6	1.9	2.4	1.5
技术人员	9.1	10.0	8.5	12.5	13.8	11.7	5.1	5.9	4.4
军人	0.0	0.1	0.0	0.1	0.1	0.0	0.0	0.0	0.0
其他劳动者	11.3	14.8	8.7	11.2	15.5	8.3	11.4	14.1	9.2
在校学生	0.3	0.3	0.3	0.4	0.5	0.4	0.2	0.2	0.1
未就业	7.0	5.6	8.0	8.4	6.5	9.7	5.3	4.6	5.9
家务	13.8	6.6	19.2	10.1	3.0	15.0	18.1	10.3	24.8
离退休人员	16.5	13.9	18.5	26.4	22.6	29.0	4.8	4.7	4.8

二、中国人群骨密度分布情况

2018 年，我国 20～29 岁人群腰椎 L1～L4 骨密度男性为 0.998g/cm², 女性为 1.015g/cm²,
女性高于男性，此规律持续至 40～49 岁人群。50～59 岁人群开始，男性为 0.952g/cm², 女
性为 0.891g/cm², 男性高于女性，高年龄组呈相同规律。各年龄、性别中，城市地区人群骨
密度均高于农村地区。从 40 岁开始骨密度随年龄增长不断降低，到 80 岁及以上腰椎 L1～
L4 骨密度降到男性 0.925g/cm², 女性 0.717g/cm²。从 40 岁开始骨密度降低非常明显，在不
同部位、男女性、城乡及不同年龄组呈相似规律。

我国 20～29 岁人群股骨颈骨密度男性为 0.868g/cm², 女性为 0.827g/cm², 男性高于女
性，城市地区男女性股骨颈骨密度分别为 0.872g/cm², 0.826g/cm², 农村地区男女性骨密度
分别为 0.866g/cm², 0.828g/cm², 城市地区男性股骨颈骨密度高于农村地区，女性在城市
和农村近似。股骨颈骨密度随年龄增长不断降低，到 80 岁及以上股骨颈骨密度男性降到
0.675g/cm², 女性降到 0.554g/cm², 城市地区男女性股骨颈骨密度高于农村地区。

我国 20～29 岁人群全髋骨密度男性为 0.923g/cm², 女性为 0.885g/cm², 男性明显高于女
性，城市地区男女性全髋骨密度分别为 0.924g/cm², 0.884g/cm², 农村地区男女性全髋骨密度
分别为 0.922g/cm² 和 0.886g/cm², 城市地区男性全髋骨密度高于农村地区，女性在城市和农
村近似。全髋骨密度随年龄增长不断降低，到 80 岁及以上全髋骨密度男性降到 0.765g/cm²,
女性降到 0.615g/cm², 城市地区男女性全髋骨密度高于农村地区。

2018 年，我国各年龄段人群腰 1～腰 4 骨密度最高，股骨颈骨密度最低。大体上同一年
龄段、同一部位城市地区骨密度高于农村地区，体现出骨密度的城乡差异。见表 2-3。

表 2-3　不同性别、年龄、地区骨密度情况 /g·cm⁻²（均数 ± 标准差）

部位	年龄组/岁	合计		城市		农村	
		男性	女性	男性	女性	男性	女性
腰 1～腰 4	20～	0.998±0.121	1.015±0.128	1.004±0.115	1.033±0.127	0.994±0.125	1.001±0.128
	30～	0.998±0.142	1.042±0.130	1.026±0.136	1.077±0.140	0.979±0.142	1.020±0.119
	40～	0.973±0.144	1.003±0.148	0.976±0.149	1.024±0.149	0.972±0.141	0.993±0.146
	50～	0.952±0.154	0.891±0.162	0.980±0.168	0.895±0.162	0.937±0.143	0.888±0.162
	60～	0.962±0.175	0.789±0.149	0.986±0.173	0.814±0.152	0.950±0.175	0.777±0.146
	70～	0.939±0.192	0.752±0.157	0.969±0.198	0.801±0.158	0.924±0.187	0.726±0.149
	80～	0.925±0.206	0.717±0.154	0.981±0.172	0.759±0.170	0.890±0.217	0.698±0.142
股骨颈	20～	0.868±0.141	0.827±0.129	0.872±0.141	0.826±0.131	0.866±0.140	0.828±0.128
	30～	0.837±0.132	0.819±0.125	0.846±0.121	0.814±0.125	0.831±0.139	0.822±0.124
	40～	0.816±0.133	0.792±0.131	0.805±0.129	0.792±0.122	0.822±0.134	0.792±0.136
	50～	0.782±0.126	0.729±0.131	0.792±0.137	0.724±0.124	0.777±0.120	0.732±0.134
	60～	0.761±0.128	0.655±0.117	0.773±0.133	0.659±0.114	0.756±0.125	0.653±0.119
	70～	0.707±0.129	0.583±0.112	0.728±0.117	0.616±0.113	0.696±0.134	0.565±0.108
	80～	0.675±0.137	0.554±0.126	0.715±0.106	0.580±0.136	0.652±0.146	0.540±0.118

续表

部位	年龄组/岁	合计		城市		农村	
		男性	女性	男性	女性	男性	女性
全髋	20~	0.923±0.139	0.885±0.126	0.924±0.147	0.884±0.128	0.922±0.133	0.886±0.125
	30~	0.907±0.137	0.884±0.122	0.916±0.130	0.888±0.128	0.901±0.140	0.882±0.118
	40~	0.906±0.136	0.879±0.136	0.900±0.136	0.892±0.129	0.910±0.136	0.873±0.139
	50~	0.881±0.136	0.816±0.135	0.893±0.149	0.821±0.133	0.875±0.128	0.812±0.137
	60~	0.860±0.140	0.732±0.124	0.880±0.144	0.749±0.126	0.851±0.136	0.723±0.122
	70~	0.816±0.142	0.656±0.127	0.832±0.132	0.694±0.128	0.807±0.146	0.636±0.121
	80~	0.765±0.141	0.615±0.141	0.821±0.122	0.650±0.150	0.733±0.141	0.597±0.132

三、骨质疏松症患病情况

2018 年，我国 40 岁及以上人群骨质疏松症患病率为 12.6%，其中男性为 4.4%，女性为 20.9%，女性明显高于男性。城市地区患病率为 10.9%，农村地区为 13.6%，农村地区高于城市地区。60 岁及以上人群骨质疏松症患病率达到 27.4%（男性 8.0%，女性 45.9%），城市地区为 22.3%，农村地区为 30.0%。60 岁及以上的农村女性骨质疏松症患病率高达 49.5%。见表 2-4。

表 2-4 不同性别、年龄、地区骨质疏松症患病情况 /%

年龄组	合计			城市			农村		
	小计	男性	女性	小计	男性	女性	小计	男性	女性
合计	12.6	4.4	20.9	10.9	4.1	17.8	13.6	4.6	22.5
40~49 岁	3.2	2.2	4.3	3.5	3.4	3.5	3.1	1.5	4.8
50~59 岁	10.2	4.0	16.5	9.9	4.5	15.5	10.3	3.8	17.1
60 岁及以上	27.4	8.0	45.9	22.3	4.7	38.8	30.0	9.6	49.5

四、骨量低下情况

2018 年，我国 40 岁及以上人群骨量低下流行率为 40.9%，其中男性为 41.7%，女性为 40.0%，男性略高于女性。城市地区为 39.5%，农村地区为 41.6%，农村地区高于城市地区。60 岁及以上人群骨量低下流行率达到 47.5%（男性 51.2%，女性 44.1%），各年龄段城市地区骨量低下的流行率均低于农村地区。60 岁及以上的农村男性骨量低下流行率高达 53.6%。见表 2-5。

表 2-5 不同性别、年龄、地区骨量低下流行情况 /%

年龄组	合计			城市			农村		
	小计	男性	女性	小计	男性	女性	小计	男性	女性
合计	40.9	41.7	40.0	39.5	39.1	39.9	41.6	43.2	40.1
40~49 岁	32.9	34.4	31.4	31.2	34.0	28.2	33.9	34.6	33.1
50~59 岁	45.1	42.5	47.9	43.9	39.4	48.5	45.9	44.2	47.6
60 岁及以上	47.5	51.2	44.1	46.8	46.3	47.3	47.9	53.6	42.5

五、骨质疏松症相关危险因素

调查的相关因素包括：①家族史：具体为父母曾被诊断有骨质疏松症或发生过髋骨骨折情况；②身体形态学指标：具体为身高降低超过 3cm 以上、低体重（BMI<18.5kg/m²）；③行为生活方式：具体为酒精摄入、吸烟、奶制品摄入、体力活动、户外活动等情况；④生殖健康：具体为男性曾有阳痿或性欲缺乏，女性 45 岁或以前停经。排除怀孕或切除子宫，女性曾停经超过 12 个月等情况；⑤慢性病患病情况：如甲状腺功能亢进、甲状旁腺功能亢进、糖尿病、慢性胃肠道疾病、类风湿性关节炎；⑥药物使用情况：如持续使用类固醇药物（可的松、强的松等）超过 3 个月、抗癫痫药、抗凝剂、甲状腺激素、镇静催眠药的使用情况等。

1. 调整年龄、性别后，不同因素与骨质疏松症关联强度

在控制年龄和性别后，发现 40 岁后身高降低超过 3cm 以上（OR=1.321，95%CI：1.171～1.489）、低体重（OR=4.663，95%CI：3.658～5.945）、过去一年从未摄入奶制品（OR=1.217，95%CI：1.103～1.341）、从不锻炼（OR=1.303，95%CI：1.157～1.467）、男性曾有过阳痿或缺乏性欲（OR=1.381，95%CI：1.054～1.810）、女性 45 岁或以前停经（OR=1.781，95%CI：1.536～2.066）、慢性胃肠道疾病（OR=1.335，95%CI：1.129～1.579）、使用抑酸药（OR=1.401，95%CI：1.081～1.818）会增加骨质疏松症的患病风险。具体见表2-6。

表2-6 控制年龄和性别后不同危险因素与骨质疏松症的关联强度

因素	系数	标准误	Wald 值	自由度	P 值	OR 值	OR 值的95%置信区间	
							下限	上限
父母曾被诊断有骨质疏松症或发生过髋骨骨折	0.138 9	0.090 6	2.353 3	1	0.125 0	1.149	0.962	1.372
40 岁后身高减少超过 3cm 以上	0.278 1	0.061 4	20.533 1	1	<0.000 1	1.321	1.171	1.489
低体重	1.539 8	0.123 8	154.586 6	1	<0.000 1	4.663	3.658	5.945
行为生活方式								
经常饮用超过安全分量的酒精饮品	−0.160 7	0.137 7	1.361 1	1	0.243 3	0.852	0.650	1.115
现在或曾经吸烟	0.190 8	0.101 3	3.545 6	1	0.059 7	1.210	0.992	1.476
过去一年从未摄入奶制品	0.196 1	0.049 8	15.490 3	1	<0.000 1	1.217	1.103	1.341
从不锻炼	0.264 5	0.060 4	19.162 1	1	<0.000 1	1.303	1.157	1.467
每天从事户外活动少于十分钟	0.297 8	0.210 7	1.998 7	1	0.157 4	1.347	0.891	2.035
生殖系统健康状况								
男性曾有过阳痿或缺乏性欲	0.322 7	0.138 0	5.472 5	1	0.019 3	1.381	1.054	1.810
女性 45 岁或以前停经情况	0.577 3	0.075 6	58.322 0	1	<0.000 1	1.781	1.536	2.066
排除怀孕或切除子宫，女性曾停经超过 12 个月	0.038 6	0.082 3	0.219 9	1	0.639 1	1.039	0.885	1.221
女性在 50 岁前切除过卵巢	0.007 67	0.198 1	0.001 5	1	0.969 1	1.008	0.684	1.486

续表

因素	系数	标准误	Wald 值	自由度	P 值	OR 值	OR 值的95%置信区间	
							下限	上限
慢性病患病情况								
被诊断患有甲状腺功能亢进、甲状旁腺功能亢进、或慢性胃肠道疾病	0.007 35	0.066 8	0.012 1	1	0.912 4	1.007	0.884	1.148
甲状腺功能亢进	0.175 0	0.218 5	0.641 6	1	0.423 1	1.191	0.776	1.828
甲状旁腺功能亢进	0.122 6	0.516 2	0.056 4	1	0.812 3	1.130	0.411	3.109
糖尿病	−0.307 2	0.093 8	10.730 3	1	0.001 1	0.735	0.612	0.884
慢性胃肠道疾病	0.289 3	0.085 6	11.428 0	1	0.000 7	1.335	1.129	1.579
患类风湿性关节炎	0.262 0	0.143 3	3.343 1	1	0.067 5	1.299	0.981	1.721
药物使用								
抗癫痫药	0.163 0	0.536 0	0.092 5	1	0.761 0	1.177	0.412	3.366
抗凝剂	−0.136 6	0.251 4	0.295 2	1	0.586 9	0.872	0.533	1.428
甲状腺激素	−0.083 1	0.231 1	0.129 2	1	0.719 2	0.920	0.585	1.448
糖皮质激素药	0.096 5	0.365 5	0.069 7	1	0.791 8	1.101	0.538	2.255
镇静催眠药	−0.018 6	0.165 5	0.012 6	1	0.910 6	0.982	0.710	1.358
抑酸药	0.337 5	0.132 7	6.473 3	1	0.011 0	1.401	1.081	1.818

2. 调整年龄，性别及其他相关因素后，不同因素与骨质疏松症的关联强度

模型中纳入表 2-6 中变量后，进行二分类 Logistic 回归，发现男性中与骨质疏松症有关联的危险因素为：低体重、现在或曾经吸烟、从不锻炼、曾有过阳痿或缺乏性欲、使用抗癫痫药物。低体重者患骨质疏松症的风险是非低体重人群的 5.825 倍（OR=5.825；95%CI：3.893～8.716），现在或曾经吸烟者患骨质疏松症的风险是从不吸烟者的 1.320 倍（OR=1.320；95%CI：1.014～1.718），从不锻炼者患骨质疏松症的风险是有锻炼习惯者的 1.577 倍（OR=1.577；95%CI：1.128～2.205），曾有过阳痿或缺乏性欲者患骨质疏松症的风险是不曾有过者的 1.412 倍（OR=1.412；95%CI：1.057～1.886）。具体见表 2-7。

表 2-7 男性不同危险因素与骨质疏松症的关联强度

因素	系数	标准误	Wald 值	自由度	P 值	OR 值	OR 值的95%置信区间	
							下限	上限
低体重	1.762 1	0.205 7	73.417 4	1	<0.000 1	5.825	3.893	8.716
行为生活方式								
现在或曾经吸烟	0.277 4	0.134 6	4.243 3	1	0.039 4	1.320	1.014	1.718
从不锻炼	0.455 6	0.171 0	7.096 1	1	0.007 7	1.577	1.128	2.205
男性曾有过阳痿或缺乏性欲	0.345 2	0.147 6	5.469 1	1	0.019 4	1.412	1.057	1.886

女性中，控制了表 2-6 中的其他因素后多因素二分类 Logistic 回归进一步发现有统计学意义的因素有：父母曾被诊断有骨质疏松症或发生过髋骨骨折、40 岁后身高减少超过 3cm 以上、低体重、过去一年从未摄入奶制品、从不锻炼、45 岁或以前停经、患有慢性胃肠道

疾病。父母曾被诊断有骨质疏松症或发生过髋骨骨折者患骨质疏松症的风险是其他人群的 1.287 倍（*OR*=1.287; 95%*CI*: 1.052～1.574），40 岁后身高减少超过 3cm 以上者患骨质疏松症的风险是其他人群的 1.380 倍（*OR*=1.380; 95%*CI*: 1.198～1.590），低体重者患骨质疏松症的风险是其他人群的 4.205 倍（*OR*=4.205; 95%*CI*: 3.061～5.777），从不锻炼者患骨质疏松症的风险是有锻炼习惯者的 1.231 倍（*OR*=1.231; 95%*CI*: 1.073～1.413），45 岁或以前停经者患骨质疏松症的风险是其他人群的 1.717 倍（*OR*=1.717; 95%*CI*: 1.469～2.007），患有慢性胃肠道疾病者患骨质疏松症的风险是其他人群的 1.354 倍（*OR*=1.354; 95%*CI*: 1.111～1.648）。具体见表 2-8。

表 2-8　女性中不同危险因素与骨质疏松症的关联强度

因素	系数	标准误	*Wald* 值	自由度	*P* 值	*OR* 值	*OR* 值的95%置信区间 下限	上限
父母曾被诊断有骨质疏松症或发生过髋骨骨折	0.251 9	0.102 9	5.997 5	1	0.014 3	1.287	1.052	1.574
40 岁后身高减少超过 3cm 以上	0.322 2	0.072 4	19.822 9	1	<.000 1	1.380	1.198	1.590
低体重	1.436 3	0.162 0	78.572 7	1	<.000 1	4.205	3.061	5.777
行为生活方式								
过去一年从未摄入奶制品	0.215 1	0.059 0	13.278 4	1	0.000 3	1.240	1.104	1.392
从不锻炼	0.208 0	0.070 4	8.728 5		0.003 1	1.231	1.073	1.413
女性 45 岁或以前停经情况	0.540 7	0.079 5	46.195 2	1	<.000 1	1.717	1.469	2.007
慢性病患病情况								
慢性胃肠道疾病	0.302 7	0.100 6	9.058 3	1	0.002 6	1.354	1.111	1.648

六、骨质疏松症诊断情况

2018 年，我国 40 岁及以上人群骨质疏松症患病知晓率（曾经被确诊骨质疏松症的人数占本次调查发现的骨质疏松症总人数的比例）为 6.4%，其中男性 3.7%，女性 7.0%，男性低于女性。男性人群中，40～49 岁、50～59 岁、60 岁及以上年龄组骨质疏松症知晓率依次为 0.0%、9.8%、2.1%；女性各年龄组骨质疏松症知晓率依次为 1.3%、7.2%、7.6%。城市的知晓率为 10.5%，农村为 4.6%，城市高于农村。城市 40～49 岁年龄组、农村 40～49 岁年龄组和农村 60 岁及以上年龄组男性骨质疏松症知晓率均为 0。40～49 岁年龄组和 50～59 岁年龄组城市女性的知晓率均低于农村女性，60 岁及以上年龄组城市女性（14.8%）高于农村女性（4.7%）。如表 2-9 所示。

表 2-9　不同性别、年龄、地区对于骨质疏松症的知晓率 /%

年龄组	合计			城市			农村		
	小计	男性	女性	小计	男性	女性	小计	男性	女性
合计	6.4	3.7	7.0	10.5	6.1	11.5	4.6	2.5	5.1
40～49 岁	0.9	0.0	1.3	0.3	0.0	0.5	1.3	0.0	1.6
50～59 岁	7.7	9.8	7.2	6.7	8.2	6.3	8.2	10.8	7.6
60 岁及以上	6.8	2.1	7.6	14.4	10.9	14.8	4.0	0.0	4.7

七、骨质疏松症药物治疗情况

（一）基础治疗情况

2018 年，我国 40 岁及以上确诊的骨质疏松症人群中 16.1% 同时使用钙剂和维生素 D 治疗，其中男性比例明显低于女性，分别为 9.8% 和 19.4%。城市比例高于农村，城市使用率为 18.3%，农村为 13.8%。40～49 岁骨质疏松症人群钙剂使用率为 21.8%（男性 13.8%，女性 26.9%），50～59 岁骨质疏松症人群钙剂使用率为 8.7%（男性 6.2%，女性 10.6%），60 岁及以上钙剂使用率升高至 18.4%（男性 11.0%，女性 21.3%）。除 50～59 岁骨质疏松症人群外，其他年龄段钙剂和维生素 D 同时使用率均为城市高于农村人群。如表 2-10 所示。

表 2-10　不同性别、年龄、地区钙剂和维生素 D 同时使用的分布情况 /%

年龄组	合计			城市			农村		
	小计	男性	女性	小计	男性	女性	小计	男性	女性
合计	16.1	9.8	19.4	18.3	11.0	21.7	13.8	8.6	16.6
40～49 岁	21.8	13.8	26.9	25.0	5.8	37.7	19.1	20.7	18.1
50～59 岁	8.7	6.2	10.6	7.3	4.1	10.5	9.9	8.7	10.6
60 岁及以上	18.4	11.0	21.3	21.2	18.0	22.2	14.5	4.8	19.9

1. 钙剂的使用情况　2018 年，我国 40 岁及以上确诊的骨质疏松症人群中 63.3% 使用钙剂治疗，其中男性比例明显低于女性，分别为 44.3% 和 72.9%。城市与农村情况相近，城市使用率为 64.4%，农村为 62.0%。随着年龄增长，总体钙剂使用率明显升高，且女性使用率高于男性。60 岁及以上钙剂使用率升高至 65.8%（男性 47.1%，女性 73.2%）。除 50～59 岁骨质疏松症人群外，其他年龄段钙剂使用率均为城市略高于农村人群。如表 2-11 所示。

表 2-11　不同性别、年龄、地区钙剂使用的分布情况 /%

年龄组	合计			城市			农村		
	小计	男性	女性	小计	男性	女性	小计	男性	女性
合计	63.3	44.3	72.9	64.4	41.6	75.1	62.0	47.0	70.4
40～49 岁	52.0	26.4	68.6	52.9	20.6	74.2	51.3	31.5	63.9
50～59 岁	63.4	48.3	74.2	58.0	45.6	70.4	67.8	51.4	76.6
60 岁及以上	65.8	47.1	73.2	68.9	44.8	76.3	61.6	49.3	68.3

2. 维生素 D 的使用情况　2018 年，我国 40 岁及以上确诊的骨质疏松症人群中维生素 D 使用率为 19.3%，其中男性使用率低于女性，分别为 15.1% 和 21.4%。城市人群维生素 D 使用率高于农村人群，分别为 21.2% 和 17.2%，但 40～49 岁及 50～59 岁人群中城市人群使用率略低于农村人群，60 岁及以上人口中城市人群维生素 D 使用率明显高于农村人群，分别为 23.9% 和 15.8%。如表 2-12 所示。

表 2-12　不同性别、年龄、地区维生素 D 使用的分布情况 /%

年龄组	合计			城市			农村		
	小计	男性	女性	小计	男性	女性	小计	男性	女性
合计	19.3	15.1	21.4	21.2	13.9	24.6	17.2	16.3	17.7
40～49 岁	26.4	25.4	26.9	25.0	5.8	37.7	27.5	42.3	18.1
50～59 岁	13.6	16.0	11.8	12.2	11.0	13.3	14.8	22.0	10.9
60 岁及以上	20.4	11.3	24.1	23.9	18.6	25.5	15.8	4.8	21.9

（二）药物治疗情况

2018 年，我国 40 岁及以上确诊的骨质疏松症人群中 25.1% 使用药物治疗，其中男女比例大致相同，分别为 25.0% 和 25.2%。城市与农村人口相近，城市药物治疗率为 25.9%，农村为 24.3%。60 岁及以上药物治疗率为 25.4%，其中男性 29.5%，女性 23.7%，城市 24.7%，农村 26.3%。如表 2-13 所示。

表 2-13　不同性别、年龄、地区抗骨质疏松症药物治疗的分布情况 /%

年龄组	合计			城市			农村		
	小计	男性	女性	小计	男性	女性	小计	男性	女性
合计	25.1	25.0	25.2	25.9	26.3	25.7	24.3	23.8	24.6
40～49 岁	27.3	17.4	33.7	25.2	5.8	37.9	29.1	27.3	30.2
50～59 岁	23.6	21.9	24.9	29.6	33.7	25.4	18.7	7.8	24.5
60 岁及以上	25.4	29.5	23.7	24.7	26.7	24.0	26.3	32.1	23.1

1. 双膦酸盐类的使用情况

2018 年，我国 40 岁及以上进行抗骨质疏松症药物治疗的人群中，双膦酸盐类药物使用率为 28.1%，其中 40～49 岁、50～59 岁和 60 岁及以上年龄组分别为 33.8%、25.8%、27.7%，各年龄组男性使用率均明显高于同年龄组女性。此外，总体上城市人群双膦酸盐类使用率高于农村，分别为 34.8% 和 20.3%，除 40～49 岁外，50 岁及以上城市骨质疏松症人群双膦酸盐类使用率明显高于农村人群，其中 50～59 岁城市和农村人群使用率分别为 38.3% 和 9.5%，60 岁及以上城市及农村人群双膦酸盐类使用率分别为 34.2% 和 19.6%。如表 2-14 所示。

表 2-14　不同性别、年龄、地区双膦酸盐类使用的分布情况 /%

年龄组	合计			城市			农村		
	小计	男性	女性	小计	男性	女性	小计	男性	女性
合计	28.1	45.7	19.2	34.8	51.4	26.9	20.3	39.6	9.8
40～49 岁	33.8	64.1	23.7	29.5	0.0	32.5	36.9	75.8	14.6
50～59 岁	25.8	46.7	12.6	38.3	55.8	14.9	9.5	0.0	11.1
60 岁及以上	27.7	41.9	20.7	34.2	50.3	28.7	19.6	35.7	7.3

2. 降钙素类的使用情况

2018 年，我国抗骨质疏松症药物治疗人群中降钙素类药物使用率为 17.3%，其中男性

13.9%，女性 19.0%。随着年龄增长，降钙素类药物使用率呈下降趋势，40～49 岁人群降钙素类使用率为 21.4%（男性 15.3%，女性 23.4%），50～59 岁人群使用率为 20.1%（男性为 26.1%，女性为 16.3%），60 岁及以上人群使用率为 15.1%（男性 7.5%，女性 18.9%）。此外，城市地区骨质疏松症人群降钙素使用率明显高于农村地区，分别为 25.0% 和 8.2%，特别是 40～49 岁年龄层，城市地区使用率为 50.8%，农村地区为 0.0%。如表 2-15 所示。

表 2-15　不同性别、年龄、地区降钙素类使用的分布情况 /%

年龄组	合计			城市			农村		
	小计	男性	女性	小计	男性	女性	小计	男性	女性
合计	17.3	13.9	19.0	25.0	21.5	26.7	8.2	5.7	9.5
40～49 岁	21.4	15.3	23.4	50.8	100.0	45.9	0.0	0.0	0.0
50～59 岁	20.1	26.1	16.3	33.7	31.2	37.1	2.2	0.0	2.6
60 岁及以上	15.1	7.5	18.9	16.5	6.6	19.8	13.4	8.1	17.4

3. 雌激素类药物的使用情况

2018 年，我国抗骨质疏松症药物治疗的女性中，雌激素类药物使用率为 7.2%。对年龄进行分组统计，发现 50～59 岁骨质疏松症人群雌激素类使用率最高，为 17.7%，60 岁及以上人群使用率为 5.0%。总体农村人群使用率高于城市人群，分别为 11.7% 和 3.6%。如表 2-16 所示。

表 2-16　女性不同年龄、地区雌激素类药物使用的分布情况 /%

年龄组	合计	城市	农村
合计	7.2	3.6	11.7
40～49 岁	0.0	0.0	0.0
50～59 岁	17.7	0.0	29.4
60 岁及以上	5.0	5.3	4.4

4. 甲状旁腺激素类似物药物的使用情况

40 岁及以上抗骨质疏松症药物治疗的人群中甲状旁腺激素类似物使用率为 5.8%，其中男性使用率为 0.6%，女性使用率为 8.4%。农村甲状旁腺激素类似物使用率为 7.7%，其中农村男性使用率为 0.0%，农村女性使用率为 11.9%。城市甲状旁腺激素类似物使用率为 4.2%，其中城市男性使用率为 1.1%，城市女性使用率为 5.6%。如表 2-17 所示。

表 2-17　不同性别、年龄、地区甲状旁腺激素类似物使用的分布情况 /%

年龄组	合计			城市			农村		
	小计	男性	女性	小计	男性	女性	小计	男性	女性
合计	5.8	0.6	8.4	4.2	1.1	5.6	7.7	0.0	11.9
40～49 岁	6.5	0.0	8.6	0.0	0.0	0.0	11.2	0.0	17.6
50～59 岁	12.7	0.0	20.7	4.8	0.0	11.1	23.1	0.0	27.0
60 岁及以上	2.6	1.0	3.4	4.7	2.3	5.5	0.0	0.0	0.0

5. 选择性雌激素受体调节剂的使用情况

40 岁及以上抗骨质疏松症药物治疗的女性中，选择性雌激素受体调节剂使用率为 3.9%，城市人群中使用率均为 2.0%，农村为 6.2%。选择性雌激素受体调节剂使用者均为 50 岁以上人群，40～49 岁人群中未见使用选择性雌激素受体调节剂。如表 2-18 所示。

表 2-18 女性不同年龄、地区选择性雌激素受体调节剂使用的分布情况 /%

年龄组	合计	城市	农村
合计	3.9	2.0	6.2
40～49 岁	0.0	0.0	0.0
50～59 岁	11.5	0.0	19.1
60 岁及以上	1.8	2.9	0.0

6. 维生素 D 类似物的使用情况

我国 40 岁及以上抗骨质疏松症药物治疗的人群维生素 D 类似物使用率为 33.7%，其中女性为 39.7%，男性为 21.8%。40～49 岁、50～59 岁、60 岁及以上维生素 D 类似物使用率分别为 24.1%，17.9% 和 42.9%。60 岁及以上人口的维生素 D 类似物使用率高于其他年龄组。如表 2-19 所示。

表 2-19 不同性别、年龄、地区维生素 D 类似物使用的分布情况 /%

年龄组	合计			城市			农村		
	小计	男性	女性	小计	男性	女性	小计	男性	女性
合计	33.7	21.8	39.7	32.5	14.6	41.1	35.0	29.6	38.0
40～49 岁	24.1	0.0	32.2	18.4	0.0	20.3	28.3	0.0	44.5
50～59 岁	17.9	7.6	24.5	14.8	9.1	22.4	22.0	0.0	25.8
60 岁及以上	42.9	33.0	47.9	43.0	21.0	50.5	42.7	41.7	43.5

7. 维生素 K_2 的使用情况

我国 40 岁及以上抗骨质疏松症药物治疗的人群中维生素 K_2 的使用率为 11.1%。其中男性使用率为 9.2%，女性使用率为 12.1%。城市维生素 K_2 使用率为 17.0%，其中城市男性使用率为 12.3%，城市女性使用率为 19.2%。农村维生素 K_2 使用率为 4.2%，其中农村男性使用率为 5.7%，农村女性使用率为 3.4%。40～49 岁人群维生素 K_2 使用率为 19.3%，50～59 岁使用率为 11.6%，60 岁及以上使用率为 8.9%。如表 2-20 所示。

表 2-20 不同性别、年龄、地区维生素 K_2 使用的分布情况 /%

年龄组	合计			城市			农村		
	小计	男性	女性	小计	男性	女性	小计	男性	女性
合计	11.1	9.2	12.1	17.0	12.3	19.2	4.2	5.7	3.4
40～49 岁	19.3	0.0	25.7	45.9	0.0	50.5	0.0	0.0	0.0
50～59 岁	11.6	16.0	8.8	20.4	19.1	22.1	0.0	0.0	0.0
60 岁及以上	8.9	7.3	9.7	10.1	6.3	11.4	7.4	8.1	6.8

8. 中成药的使用情况

我国 40 岁及以上抗骨质疏松症药物治疗的人群中中成药的使用率为 40.2%。其中，男性中成药使用率为36.0%,女性中成药使用率为42.3%。城市中成药使用率为32.0%,其中男性使用率为31.1%,女性使用率为32.4%。农村中成药使用率为49.8%,其中男性使用率为41.3%,女性使用率为54.5%。40~49岁中成药使用率为17.6%,50~59岁使用率为44.7%,60岁及以上使用率为43.7%。如表2-21所示。

表2-21　不同性别、年龄、地区中成药使用的分布情况 /%

年龄组	合计			城市			农村		
	小计	男性	女性	小计	男性	女性	小计	男性	女性
合计	40.2	36.0	42.3	32.0	31.1	32.4	49.8	41.3	54.5
40~49岁	17.6	0.0	23.4	8.6	0.0	9.5	24.1	0.0	37.9
50~59岁	44.7	34.8	51.1	28.5	22.1	37.2	66.0	100.0	60.2
60岁及以上	43.7	43.1	43.9	37.8	42.2	36.3	51.1	43.8	56.6

八、骨质疏松症知识知晓和骨密度测量情况

(一)骨质疏松症疾病名称知晓情况

2018年,我国40岁及以上人群骨质疏松症疾病名称知晓率为48.8%,其中男性知晓率48.6%,女性49.0%,城市地区知晓率为61.9%,农村地区为41.7%,城市明显高于农村。60岁及以上人群骨质疏松症疾病名称知晓率为37.5%,男性38.5%,女性36.6%,城市地区为53.1%,农村地区为29.8%。如表2-22所示。

表2-22　不同性别、年龄、地区对于骨质疏松症疾病名称的知晓率 /%

年龄组	合计			城市			农村		
	小计	男性	女性	小计	男性	女性	小计	男性	女性
合计	48.8	48.6	49.0	61.9	59.5	64.4	41.7	42.7	40.8
40~49岁	57.9	57.1	58.8	69.3	65.9	72.9	51.6	52.1	51.1
50~59岁	48.0	46.9	49.1	60.3	56.4	63.9	41.3	41.5	41.0
60岁及以上	37.5	38.5	36.6	53.1	52.6	53.6	29.8	31.7	28.0

(二)骨质疏松症相关知识知晓情况

2018年,我国40岁及以上人群骨质疏松症相关知识知晓率为7.4%,其中男性7.0%,女性为7.9%,女性略高于男性。城市地区骨质疏松症相关知识知晓率为12.5%,农村地区为4.7%,城市地区明显高于农村地区。知晓率随年龄增大而降低,其中,40~49岁人群骨质疏松症相关知识知晓率最高,为10.7%(男性9.9%,女性11.6%),城市地区为16.8%,农村地区为7.4%。50~59岁骨质疏松症相关知识知晓率为5.7%(男性5.4%,女性5.9%),城市地区为9.6%,农村地区为3.5%。60岁及以上人群骨质疏松症相关知识知晓率最低,为4.7%(男性4.5%,女性4.9%),城市地区为9.3%,农村地区为2.5%。如表2-23所示。

表2-23 不同性别、年龄、地区对于骨质疏松症相关知识的知晓率 /%

年龄组	合计			城市			农村		
	小计	男性	女性	小计	男性	女性	小计	男性	女性
合计	7.4	7.0	7.9	12.5	11.0	14.0	4.7	4.8	4.7
40～49 岁	10.7	9.9	11.6	16.8	14.4	19.3	7.4	7.3	7.5
50～59 岁	5.7	5.4	5.9	9.6	8.1	11.2	3.5	4.0	3.0
60 岁及以上	4.7	4.5	4.9	9.3	9.0	9.6	2.5	2.3	2.6

1. 危险因素的知晓情况

（1）骨质疏松症在女性更常见的知晓情况

2018 年，我国 40 岁及以上人群对于骨质疏松症在女性中更常见的知识知晓率为 16.7%，其中，女性知晓率为 18.7%，男性为 14.7%，女性略高于男性；城市地区知晓率为 24.0%，农村地区为 12.8%，城市明显高于农村。60 岁及以上人群知识知晓率为 10.2%，男性 9.7%，女性 10.7%，城市地区为 17.8%，农村地区为 6.4%。如表 2-24 所示。

表2-24 不同性别、年龄、地区对于骨质疏松症在女性中更常见的知晓率 /%

年龄组	合计			城市			农村		
	小计	男性	女性	小计	男性	女性	小计	男性	女性
合计	16.7	14.7	18.7	24.0	19.9	28.2	12.8	11.9	13.6
40～49 岁	23.2	19.4	27.1	31.1	25.8	36.9	18.8	15.8	21.8
50～59 岁	14.5	13.3	15.7	20.1	15.9	24.3	11.4	11.8	11.0
60 岁及以上	10.2	9.7	10.7	17.8	15.3	20.3	6.4	7.0	5.8

（2）与其他种族相比，对于白人妇女患骨质疏松症风险更高的知晓情况

2018 年，我国 40 岁及以上人群对于白人妇女比其他种族更易患骨质疏松症的知晓率为 12.2%，男性为 11.6%，女性为 12.8%，城市地区知晓率为 16.3%，农村地区为 9.9%，城市明显高于农村。60 岁及以上人群的知晓率为 11.3%，男性 11.4%，女性 11.1%，城市地区为 17.3%，农村地区为 8.3%。如表 2-25 所示。

表2-25 不同性别、年龄、地区对于与其他种族相比，白人妇女患骨质疏松症风险更高的知晓率 /%

年龄组	合计			城市			农村		
	小计	男性	女性	小计	男性	女性	小计	男性	女性
合计	12.2	11.6	12.8	16.3	14.5	18.2	9.9	10.0	9.9
40～49 岁	13.1	12.7	13.5	17.4	15.9	19.1	10.6	10.8	10.5
50～59 岁	11.9	10.1	13.7	13.8	11.1	16.6	10.8	9.6	12.1
60 岁及以上	11.3	11.4	11.1	17.3	16.0	18.5	8.3	9.2	7.4

（3）有骨质疏松症家族史的人更易患骨质疏松症的知晓情况

2018 年，我国 40 岁及以上人群对有骨质疏松症家族史的人更易患骨质疏松症的知晓率为 37.2%，男性为 37.6%，女性为 36.8%，城市地区知晓率为 48.0%，农村地区为 31.4%，城市明显高于农村。60 岁及以上人群知晓率为 29.4%，男性 30.3%，女性 28.6%，城市地区为

43.8%，农村地区为 22.3%。如表 2-26 所示。

表 2-26　不同性别、年龄、地区对于有骨质疏松症家族史的人更易患骨质疏松症的知晓率 /%

年龄组	合计			城市			农村		
	小计	男性	女性	小计	男性	女性	小计	男性	女性
合计	37.2	37.6	36.8	48.0	46.0	49.9	31.4	33.1	29.8
40~49 岁	43.6	44.5	42.7	52.2	49.9	54.6	38.8	41.4	36.2
50~59 岁	36.6	35.5	37.7	46.1	42.9	49.5	31.4	31.5	31.3
60 岁及以上	29.4	30.3	28.6	43.8	43.3	44.3	22.3	23.9	20.7

（4）行为生活方式知晓情况

1）吸烟增加骨质疏松症风险的知晓情况

2018 年，我国 40 岁及以上人群对于吸烟可致骨质疏松症的知晓率为 25.0%，其中，男性为 25.3%，女性为 24.7%，城市地区知晓率为 34.3%，农村地区为 20.0%，城市明显高于农村。60 岁及以上人群知晓率为 22.6%，男性 23.9%，女性 21.4%，城市地区为 32.7%，农村地区为 17.6%。如表 2-27 所示。

表 2-27　不同性别、年龄、地区对于吸烟增加骨质疏松症风险的知晓率 /%

年龄组	合计			城市			农村		
	小计	男性	女性	小计	男性	女性	小计	男性	女性
合计	25.0	25.3	24.7	34.3	33.6	35.1	20.0	20.8	19.2
40~49 岁	28.0	29.0	27.1	37.9	37.3	38.7	22.5	24.2	20.8
50~59 岁	23.3	21.5	25.2	30.9	28.7	33.1	19.1	17.5	20.8
60 岁及以上	22.6	23.9	21.4	32.7	33.1	32.2	17.6	19.3	15.9

2）高盐摄入是骨质疏松症危险因素的知晓情况

2018 年，我国 40 岁及以上人群高盐摄入是骨质疏松症危险因素的知晓率为 34.2%，其中，男性 32.0%，女性 36.5%，城市地区知晓率为 43.8%，农村地区为 29.1%，城市明显高于农村。60 岁及以上人群知晓率为 29.1%，男性 28.8%，女性 29.3%，城市地区为 41.6%，农村地区为 22.9%。如表 2-28 所示。

表 2-28　不同性别、年龄、地区对于高盐摄入是骨质疏松症危险因素的知晓率 /%

年龄组	合计			城市			农村		
	小计	男性	女性	小计	男性	女性	小计	男性	女性
合计	34.2	32.0	36.5	43.8	40.1	47.5	29.1	27.7	30.6
40~49 岁	38.7	36.0	41.6	47.0	43.3	51.0	34.2	31.9	36.5
50~59 岁	33.4	29.7	37.3	41.3	35.3	47.6	29.1	26.6	31.7
60 岁及以上	29.1	28.8	29.3	41.6	40.3	42.8	22.9	23.2	22.6

（5）性激素作用的知晓情况

2018 年，我国 40 岁及以上人群对于在绝经后的 10 年中，骨量会有大量流失的知识知晓率为 2.9%，其中，男性 2.2%，女性 3.6%，城市地区知晓率为 3.5%，农村地区为 2.6%，

60 岁及以上人群知晓率为 2.7%，其中男性 2.5%，女性 3.0%，城市地区为 3.1% 农村地区为 2.6%。如表 2-29 所示。

表 2-29　不同性别、年龄、地区对于在绝经后 10 年中，骨量会有大量流失的知晓率 /%

年龄组	合计			城市			农村		
	小计	男性	女性	小计	男性	女性	小计	男性	女性
合计	2.9	2.2	3.6	3.5	2.9	4.1	2.6	1.8	3.4
40～49 岁	3.2	2.3	4.1	4.2	3.5	5.0	2.6	1.7	3.6
50～59 岁	2.7	1.8	3.7	3.0	2.7	3.3	2.6	1.3	3.9
60 岁及以上	2.7	2.5	3.0	3.1	2.3	3.7	2.6	2.5	2.7

2. 危害知晓情况

（1）骨质疏松症导致骨折风险增加的知晓情况

2018 年，我国 40 岁及以上人群骨质疏松症导致骨折风险增加的知晓率为 46.0%，其中男性为 47.5%，女性为 44.6%，女性较男性略低。城市地区骨质疏松症导致骨折的风险增加知识知晓率为 61.4%，农村地区为 37.8%，城市地区高于农村地区。60 岁及以上人群知晓率为 34.6%，其中男性为 37.2%，女性为 32.0%，城市地区为 51.9%，农村地区为 26.0%。如表 2-30 所示。

表 2-30　不同性别、年龄、地区对于骨质疏松症导致骨折风险增加的知晓率 /%

年龄组	合计			城市			农村		
	小计	男性	女性	小计	男性	女性	小计	男性	女性
合计	46.0	47.5	44.6	61.4	61.3	61.6	37.8	40.0	35.5
40～49 岁	56.4	57.8	55.0	70.4	71.0	69.8	48.7	50.2	47.1
50～59 岁	43.8	43.6	44.0	58.4	56.3	60.7	35.7	36.6	34.8
60 岁及以上	34.6	37.2	32.0	51.9	51.9	51.8	26.0	30.0	22.1

（2）50 岁以后，1/3 的女性会在余生经历至少一次骨折的知晓情况

2018 年，我国 40 岁及以上人群对 50 岁以后，1/3 的女性会在余生经历至少一次骨折知识知晓率为 22.0%，其中，其中男性为 20.7%，女性 23.4%，城市地区知晓率为 29.3%，农村地区为 18.1%，城市知晓率明显高于农村。60 岁及以上人群对该知识的知晓率为 14.4%，其中男性 14.5%，女性 14.4%，城市地区为 23.4%，农村地区为 10.0%。如表 2-31 所示。

表 2-31　不同性别、年龄、地区对于 50 岁以后，1/3 的女性会在余生经历至少一次骨折的知晓率 /%

年龄组	合计			城市			农村		
	小计	男性	女性	小计	男性	女性	小计	男性	女性
合计	22.0	20.7	23.4	29.3	25.2	33.5	18.1	18.2	18.0
40～49 岁	28.8	25.9	31.8	35.1	28.6	42.1	25.3	24.4	26.3
50～59 岁	20.7	19.8	21.6	27.2	24.3	30.2	17.1	17.4	16.9
60 岁及以上	14.4	14.5	14.4	23.4	21.2	25.4	10.0	11.2	8.9

（3）80 岁时，大多数女性都会患骨质疏松症的知晓情况

2018 年，我国 40 岁及以上人群对于大多数女性会在 80 岁时患骨质疏松症知识知晓率

为 39.5%,其中男性为 35.5%,女性为 43.5%,女性高于男性;城市地区知晓率为 50.3%,农村地区为 33.7%,城市明显高于农村。60 岁及以上人群对大多数女性会在 80 岁时患骨质疏松症知识知晓率为 31.8%,其中男性为 30.0%,女性为 33.5%,城市地区为 46.4%,农村地区为 24.6%。如表 2-32 所示。

表 2-32 不同性别、年龄、地区对于 80 岁时,大多数女性都会患骨质疏松症的知晓率 /%

年龄组	合计			城市			农村		
	小计	男性	女性	小计	男性	女性	小计	男性	女性
合计	39.5	35.5	43.5	50.3	43.3	57.5	33.7	31.4	36.1
40～49 岁	46.4	42.1	50.7	54.2	47.3	61.5	42.0	39.2	44.9
50～59 岁	38.1	32.0	44.5	48.8	39.6	58.3	32.2	27.7	36.9
60 岁及以上	31.8	30.0	33.5	46.4	41.1	51.4	24.6	24.6	24.5

(4)跌倒和低骨密度在引发骨折方面一样重要的知晓情况

2018 年,我国 40 岁及以上人群对于跌倒和低骨密度在引发骨折方面一样重要的知晓率为 34.4%,其中,男性为 34.1%,女性为 34.7%,城市地区知晓率为 47.0%,农村地区为 27.7%,城市明显高于农村。60 岁及以上人群知晓率为 27.9%,其中男性为 29.8%,女性 26.0%,城市地区为 43.4%,农村地区为 20.2%。如表 2-33 所示。

表 2-33 不同性别、年龄、地区对于跌倒和低骨密度在引发骨折方面一样重要的知晓率 /%

年龄组	合计			城市			农村		
	小计	男性	女性	小计	男性	女性	小计	男性	女性
合计	34.4	34.1	34.7	47.0	44.6	49.4	27.7	28.4	27.0
40～49 岁	41.3	40.1	42.6	52.9	51.4	54.5	34.9	33.7	36.2
50～59 岁	31.7	30.1	33.4	42.2	36.8	47.7	26.0	26.4	25.5
60 岁及以上	27.9	29.8	26.0	43.4	42.5	44.2	20.2	23.5	16.9

3. "早发现"相关知识知晓情况

(1)骨质疏松症通常不会在骨折发生前就引发症状(如疼痛)的知晓情况

2018 年,我国 40 岁及以上人群对于骨质疏松症通常不会在骨折发生前就引发症状(如疼痛)的知识知晓率为 5.3%,其中,男性为 5.8%,女性为 4.7%。城市地区知晓率为 6.8%,农村地区为 4.5%,城市明显高于农村。60 岁及以上人群知晓率为 5.1%,其中男性为 5.8%,女性为 4.5%,城市地区为 7.9%,农村地区为 3.8%。如表 2-34 所示。

表 2-34 不同性别、年龄、地区对于骨质疏松症通常不会在骨折发生前就引发症状(如疼痛)的知晓率 /%

年龄组	合计			城市			农村		
	小计	男性	女性	小计	男性	女性	小计	男性	女性
合计	5.3	5.8	4.7	6.8	7.4	6.1	4.5	5.0	4.0
40～49 岁	5.5	6.0	4.9	6.4	6.8	5.9	4.9	5.6	4.3
50～59 岁	5.2	5.6	4.7	6.2	6.3	6.0	4.6	5.2	4.0
60 岁及以上	5.1	5.8	4.5	7.9	9.5	6.4	3.8	4.0	3.5

（2）临床上的危险因素很容易说明是否存在患骨质疏松症风险的知晓情况

2018 年，我国 40 岁及以上人群对于临床上的危险因素很容易说明是否存在患骨质疏松症风险的知识知晓率为 19.7%，男性和女性知晓率无差异。城市地区知晓率为 26.4%，农村地区为 16.1%，城市明显高于农村。60 岁及以上人群知晓率为 17.1%，男性为 17.3%，女性为 16.9%，城市地区为 26.1%，农村地区为 12.7%。如表 2-35 所示。

表 2-35 不同性别、年龄、地区对于临床上的危险因素很容易说明是否存在患骨质疏松症风险的知晓率 /%

年龄组	合计			城市			农村		
	小计	男性	女性	小计	男性	女性	小计	男性	女性
合计	19.7	19.7	19.7	26.4	25.2	27.6	16.1	16.7	15.5
40~49 岁	22.8	23.4	22.1	28.7	28.2	29.2	19.5	20.7	18.3
50~59 岁	18.1	16.8	19.5	23.4	21.1	25.9	15.2	14.5	16.0
60 岁及以上	17.1	17.3	16.9	26.1	25.1	27.1	12.7	13.6	11.8

4. 预防措施知晓情况

（1）较高的骨峰值对未来发生骨质疏松症有保护作用的知晓情况

2018 年，我国 40 岁及以上人群对于在童年结束时具有较高的骨峰值对未来发生骨质疏松症有保护作用的知识知晓率为 10.3%，城市地区及农村地区知晓率均较低，城市地区知晓率为 15.2%，农村地区为 7.8%，城市高于农村。60 岁及以上人群该知识知晓率为 7.1%，其中男性为 7.7%，女性为 6.5%，城市地区为 12.5%，农村地区为 4.4%。如表 2-36 所示。

表 2-36 不同性别、年龄、地区对于在童年结束时具有较高骨峰值对未来发生骨质疏松症有保护作用的知晓率 /%

年龄组	合计			城市			农村		
	小计	男性	女性	小计	男性	女性	小计	男性	女性
合计	10.3	10.8	9.9	15.2	14.9	15.4	7.8	8.6	7.0
40~49 岁	13.9	14.4	13.4	18.6	17.9	19.4	11.3	12.5	10.2
50~59 岁	8.8	8.8	8.8	12.9	11.3	14.5	6.6	7.5	5.6
60 岁及以上	7.1	7.7	6.5	12.5	14.1	11.0	4.4	4.5	4.2

（2）不是任何类型的身体活动都对骨质疏松症有益的知晓情况

2018 年，我国 40 岁及以上人群对于不是任何类型的身体活动都对骨质疏松症有益的知识知晓率为 14.2%，男女性其知晓率近似。城市地区知晓率为 20.7%，农村地区为 10.7%，城市知晓率明显高于农村。60 岁及以上人群知晓率 8.1%，其中男性 8.6%，女性 7.5%，城市地区为 15.8%，农村地区为 4.2%。如表 2-37 所示。

表 2-37 不同性别、年龄、地区对于不是任何类型的身体活动都对骨质疏松症有益的知晓率 /%

年龄组	合计			城市			农村		
	小计	男性	女性	小计	男性	女性	小计	男性	女性
合计	14.2	14.1	14.3	20.7	19.4	22.0	10.7	11.2	10.2
40~49 岁	20.1	18.9	21.4	26.4	24.0	28.9	16.6	16.0	17.3
50~59 岁	12.5	12.9	12.0	17.5	16.2	18.8	9.7	11.1	8.3
60 岁及以上	8.1	8.6	7.5	15.8	15.6	15.9	4.2	5.2	3.2

（3）每天 2 杯牛奶足以补充足够钙的知晓情况

2018 年，我国 40 岁及以上人群对于每天 2 杯牛奶足以补充足够钙的知识知晓率为 47.3%，其中，男女性其知晓率近似。城市地区知晓率为 55.8%，农村地区为 42.8%，城市明显高于农村。60 岁及以上人群知晓率为 41.9%，男性 42.5%，女性 41.3%，城市地区为 56.1%，农村地区为 34.9%。如表 2-38 所示。

表 2-38　不同性别、年龄、地区对于每天 2 杯牛奶不足以补充足够的钙的知晓率 /%

年龄组	合计			城市			农村		
	小计	男性	女性	小计	男性	女性	小计	男性	女性
合计	47.3	47.6	47.0	55.8	54.8	56.9	42.8	43.8	41.8
40～49 岁	51.6	52.9	50.3	56.9	56.7	57.2	48.7	50.8	46.6
50～59 岁	47.1	45.4	48.9	53.8	51.5	56.2	43.5	42.1	44.9
60 岁及以上	41.9	42.5	41.3	56.1	55.1	57.1	34.9	36.4	33.4

（4）西蓝花和沙丁鱼是无法食用奶制品的人的钙的良好来源的知晓情况

2018 年，我国 40 岁及以上人群对于无法食用奶制品的人来说，西蓝花和沙丁鱼是钙的良好来源的知识知晓率为 28.0%，其中男性为 25.3%，女性为 30.8%，城市地区知晓率为 37.2%，农村地区为 23.1%，城市明显高于农村。60 岁及以上人群知晓率为 24.2%，其中男性 23.2%，女性 25.2%，城市地区为 36.1%，农村地区为 18.3%。如表 2-39 所示。

表 2-39　不同性别、年龄、地区对于西蓝花和沙丁鱼是无法食用奶制品的人摄入钙的良好来源的知晓率 /%

年龄组	合计			城市			农村		
	小计	男性	女性	小计	男性	女性	小计	男性	女性
合计	28.0	25.3	30.8	37.2	31.8	42.7	23.1	21.7	24.6
40～49 岁	31.8	28.1	35.6	40.6	34.8	46.8	26.9	24.2	29.6
50～59 岁	26.8	23.4	30.5	33.3	25.9	41.0	23.3	22.0	24.7
60 岁及以上	24.2	23.2	25.2	36.1	33.3	38.8	18.3	18.3	18.4

（5）单独的钙剂补充不足以预防骨流失的知晓情况

2018 年，我国 40 岁及以上人群对于单独的钙剂补充不足以预防骨流失的知识知晓率为 12.3%，其中，男性为 11.5%，女性为 13.1%，城市地区知晓率为 20.6%，农村地区为 7.9%，城市明显高于农村。60 岁及以上人群知晓率为 8.3%，男性为 8.0%，女性为 8.6%，城市地区为 16.1%，农村地区 4.4%。如表 2-40 所示。

表 2-40　不同性别、年龄、地区对于单独的钙剂补充不足以预防骨流失的知晓率 /%

年龄组	合计			城市			农村		
	小计	男性	女性	小计	男性	女性	小计	男性	女性
合计	12.3	11.5	13.1	20.6	18.4	22.8	7.9	7.7	8.0
40～49 岁	17.0	15.5	18.5	26.8	23.4	30.5	11.5	11.1	12.0
50～59 岁	10.0	9.3	10.6	16.2	13.9	18.6	6.5	6.8	6.2
60 岁及以上	8.3	8.0	8.6	16.1	15.6	16.6	4.4	4.3	4.5

5. 治疗相关知识知晓情况

（1）不是绝经后的任何年龄，激素治疗都可以防止骨质进一步流失的知晓情况

2018 年，我国 40 岁及以上人群对于不是绝经后的任何年龄，激素治疗都可以防止骨质进一步流失的知识知晓率为 9.8%，其中，男性为 8.0%，女性为 11.7%，城市地区知晓率为 13.7%，农村地区为 7.8%，城市明显高于农村。60 岁及以上人群知晓率为 6.3%，其中男性 6.2%，女性 6.4%，城市地区为 10.4%，农村地区为 4.2%。如表 2-41 所示。

表 2-41 不同性别、年龄、地区对于不是绝经后的任何年龄，激素治疗都可以防止骨质进一步流失的知晓率 /%

年龄组	合计			城市			农村		
	小计	男性	女性	小计	男性	女性	小计	男性	女性
合计	9.8	8.0	11.7	13.7	10.2	17.2	7.8	6.8	8.8
40～49 岁	13.4	10.3	16.6	16.5	11.9	21.5	11.6	9.3	14.0
50～59 岁	8.7	6.6	10.9	13.0	8.7	17.4	6.4	5.4	7.4
60 岁及以上	6.3	6.2	6.4	10.4	9.1	11.6	4.2	4.7	3.8

（2）中国有骨质疏松症有效的治疗方法的知晓情况

2018 年，我国 40 岁及以上人群对于中国有骨质疏松症有效的治疗方法的知识知晓率为 22.1%，其中，男性为 22.4%，女性为 21.7%，城市地区知晓率为 27.8%，农村地区为 19.0%。60 岁及以上人群对在中国有骨质疏松症有效的治疗方法知识知晓率为 13.9%，其中男性 14.7%，女性 13.1%，城市地区为 19.3%，农村地区为 11.2%。如表 2-42 所示。

表 2-42 不同性别、年龄、地区对于中国有骨质疏松症有效的治疗方法的知晓率 /%

年龄组	合计			城市			农村		
	小计	男性	女性	小计	男性	女性	小计	男性	女性
合计	22.1	22.4	21.7	27.8	28.0	27.6	19.0	19.4	18.6
40～49 岁	29.4	29.1	29.6	35.0	35.5	34.6	26.2	25.4	27.0
50～59 岁	20.7	21.1	20.3	26.1	24.3	27.9	17.7	19.3	16.1
60 岁及以上	13.9	14.7	13.1	19.3	20.5	18.2	11.2	11.9	10.5

（三）骨密度测量情况

2018 年，我国 40 岁及以上人群的骨密度测量率仅为 3.3%，其中男性 2.8%，女性 3.8%，女性略高于男性，城市地区为 6.6%，农村地区仅为 1.6%，城市高于农村。60 岁及以上人群为 4.1%，其中男性为 3.5%，女性为 4.7%，城市地区为 8.5%，农村地区仅为 1.9%。如表 2-43 所示。

表 2-43 不同性别、年龄、地区骨密度测量率 /%

年龄组	合计			城市			农村		
	小计	男性	女性	小计	男性	女性	小计	男性	女性
合计	3.3	2.8	3.8	6.6	5.5	7.7	1.6	1.4	1.8
40～49 岁	2.7	2.3	3.1	5.4	5.2	5.6	1.2	0.7	1.7
50～59 岁	3.3	2.8	3.9	6.2	4.3	8.1	1.8	2.0	1.6
60 岁及以上	4.1	3.5	4.7	8.5	7.0	10.0	1.9	1.8	2.0

第三部分 主要发现和建议

一、主要发现

（一）骨质疏松症已成为我国 40 岁及以上人群重要健康问题，中老年女性尤为突出

我国 40 岁及以上人群中骨质疏松症患病率随年龄的增长而快速增加。女性的患病率明显高于同年龄段男性（男性 4.4%，女性为 20.9%）。中老年女性骨质疏松症问题尤为严重。通过文献检索和国际相关研究比较发现，我国男性骨质疏松症患病率水平与各国差异不大，女性患病率水平显著高于欧美国家，与日韩等亚洲国家相近。

（二）我国低骨量人群庞大，男女性并重

我国 40 岁及以上人群骨量低下发生率为 40.9%，其中男性 41.7%，女性为 40.0%。通过文献检索和国际相关研究比较发现，我国骨量低下发生率与韩国水平接近，其中，男性相较于欧美国家处于较高水平。低骨量的发生主要与增龄所致的多种激素水平异常、肠钙吸收功能下降、维生素 D 合成和活化不足、肾功能减退和体内氧化应激水平过高等密切相关，其机制可能归因于遗传、亚洲人群饮食习惯（如低钙、低维生素 D 和低蛋白质的膳食营养习惯）、晒太阳少等因素。从调查结果来看，低骨量人群作为骨质疏松症的高危人群，数量庞大，随着我国城市化、人口老龄化进程的不断加快和不健康生活方式的广泛流行，我国骨质疏松症的防控形势日益严峻。

（三）骨质疏松症相关危险因素不容忽视

骨质疏松症是一种多基因调控的复杂疾病，除遗传因素外，行为生活方式、性健康、慢性病患病情况、药物使用情况等均与骨质疏松症的发生相关。

1. 低体重、身体活动缺乏、奶制品摄入不足、吸烟等不良生活方式是中国人群骨质疏松症患病的重要危险因素，不良生活方式亟待改善

无论男性还是女性，低体重和从不锻炼都是影响骨质疏松症患病的重要危险因素。在男性中，低体重和从不锻炼患病风险分别是其对照组的 5.825 倍（OR：5.825；95%CI：3.893～8.716）和 1.577 倍（OR：1.577；95%CI：1.128～2.205），在女性中，其患病风险分别是其对照组的 4.205 倍（OR：4.205；95%CI：3.061～5.777）和 1.231 倍（OR：1.231；95%CI：1.073～1.413）。此外，现在或曾经吸烟（OR：1.320；95%CI：1.014～1.718）还是影响男性患

骨质疏松症的重要危险因素；40 岁后身高减少超过 3cm 以上（OR: 1.380；95%CI: 1.198～1.590）、过去一年从未摄入奶制品（OR: 1.240；95%CI: 1.104～1.392）是女性骨质疏松症患病的重要危险因素。健康生活方式可以预防骨质疏松症，适当运动不仅增加峰值骨量，还可以有效减缓中老年时期骨量流失。鲜奶、酸奶及其他奶制品含有丰富的钙质，膳食钙的持续补充，可以提高骨密度，降低骨质疏松症的发生风险。而吸烟和过量饮酒会增加骨量丢失，导致骨质疏松症的发生。从调查结果看来，吸烟、缺少运动和低钙饮食等骨质疏松症危险因素情况不容乐观，需要加大防控力度。

2. 与骨质疏松症相关的生殖系统健康亟待关注

本次调查发现，男性曾有过阳痿或缺乏性欲者患骨质疏松症的风险是不曾有过者的1.412 倍（OR: 1.412；95%CI: 1.057～1.886），女性 45 岁或以前停经者患骨质疏松症的风险是其他人群的 1.717 倍（OR: 1.717；95%CI: 1.469～2.007）。雄激素是促进骨形成的重要调节激素，男性阳痿或缺乏性欲男性的睾酮缺乏和一氧化氮缺乏直接或者间接导致了骨质疏松症发生。另外，男性阳痿或缺乏性欲的发生常和其他疾病同时发生，比如糖尿病、心血管疾病、高血压、肥胖、帕金森病、抑郁和慢性阻塞性肺病等，这些疾病也会间接导致骨质疏松症的产生。雌激素可以减少破骨细胞的形成和活性并且增加成骨细胞形成、分化、增生，对于维持女性骨量是至关重要的。雌激素缺乏会导致骨质疏松症发生风险升高，绝经或双侧卵巢切除可使女性体内雌激素浓度迅速下降，随后骨量丢失速率增快。

3. 关注骨质疏松症相关慢性病患病史和药物使用，开展合理用药监测和管控

在女性中，慢性胃肠道疾病者患骨质疏松症的风险是其他人群的 1.354 倍（OR: 1.354；95%CI: 1.111～1.648）。

甲状腺功能亢进、甲状旁腺功能亢进、糖尿病或慢性胃肠道疾病和类风湿关节炎等长期患病会导致骨质疏松症发生风险增高。此次调查发现在女性人群中，慢性胃肠道疾病增加了骨质疏松症患病风险。

类固醇类药物、抗癫痫药、抗凝剂、甲状腺激素、镇静催眠药等长期使用可使骨吸收增加、骨形成减少，从而增加骨质疏松症发生风险。

由于以上慢性疾病及药物使用与骨质疏松症密切相关，需要关注疾病防控的合理用药。如类固醇激素能够增加骨吸收，减少骨形成，导致骨质疏松症，因此应减少不必要的药物使用，对于不可避免使用类固醇激素的患者，可以通过补充钙剂、维生素等预防骨质疏松症的药物和积极随访监控，预防和延缓骨质疏松症的发生。

（四）骨质疏松症药物治疗率有待提高

基础治疗中钙剂在中国骨质疏松症人群中广泛使用，已成为主要治疗之一。维生素 D、双膦酸盐类物使用率有待提升。

骨质疏松症患者药物使用率由高到低为钙剂、中成药、维生素 D 类似物、双膦酸盐等，使用率由 63.3% 到 28.1%。降钙素、维生素 K_2、雌激素类、甲状旁腺激素类似物和选择性雌激素受体调节剂的使用率均低于 20%。在药物治疗中，中成药和甲状旁腺素类似物使用高于主要发达国家，维生素 D、双膦酸盐、选择性雌激素受体调节剂的使用明显低于大多数欧美国家。

钙剂和维生素 D 是治疗骨质疏松症的基本药物。多种抗骨质疏松症药物使用前均需纠正钙和维生素 D 缺乏。调查发现，钙剂在骨质疏松症人群中应用比较广泛。半数以上中老年骨质疏松症人群使用钙剂治疗，且使用率随着年龄增长而逐渐增加。但维生素 D 的使用仅不足两成，仅为 19.3%，低于美国和日本等发达国家。

双膦酸盐是有效的骨吸收抑制剂，是骨质疏松症的一线治疗药物，占全球骨质疏松症药物市场的 70%。调查发现我国 40 岁及以上骨质疏松症人群有 28.1% 应用双膦酸盐类药物治疗。虽然欧美人群双膦酸盐使用率呈下降趋势，但我国骨质疏松症人群双膦酸盐使用率仍明显低于大多数欧美国家。可能与骨质疏松症严重程度、医保报销政策、不同剂型双膦酸盐患者依从性之间的差异以及药物不良反应相关。

甲状旁腺素类似物使用率为 5.8%。甲状旁腺素类似物使用这一比例高于欧美等国，主要原因可能由于我国骨质疏松症初治患者病情通常较重，因此有更高比例的患者具有甲状旁腺素类似物特立帕肽的治疗指征。雌激素类药物使用率为 7.2%，全球范围内雌激素治疗使用水平均较低，主要与顾虑药物相关副作用有关。

选择性雌激素受体调节剂使用率低于欧美等发达国家，仅为 3.9%。选择性雌激素受体调节剂可以降低骨转换至女性绝经前水平，阻止骨丢失，增加骨密度，降低椎体骨折的风险，是我国批准预防和治疗绝经后女性骨质疏松症药物。

维生素 K_2 能够促进骨形成，并有一定抑制骨吸收的作用，能够轻度增加骨质疏松症患者的骨量，其总体使用率为 11.1%。

此外，我国具有很高的中成药使用率（40.2%）。中药治疗骨质疏松症多以改善症状为主，因此治疗骨质疏松症的中成药的具体分类、适应证、用量还有待考证。

（五）居民对骨质疏松症认知普遍不足

调查显示，公众对骨质疏松症认知水平很低，且认知水平随年龄增高而降低，40 岁及以上人群骨质疏松症相关知识知晓率仅为 7.4%，城市高于农村，分别为 12.5% 和 4.7%。超过一半的调查人群甚至从未听说过骨质疏松症。77.9% 的人不知道在我国有骨质疏松症有效的治疗方法。

调查显示"骨质疏松症在女性中更常见"的知晓率为 16.7%；"在绝经后的 10 年中，骨量会有较大的流失"的知晓率仅为 2.9%。大众对女性更年期相关骨质疏松症的认识亟待提高。

生活方式类的认知水平也较低，其中"每天 2 杯牛奶足以补充足够的钙"的知晓率最高，但也不足调查人群的一半（47.3%）。其次分别为"跌倒和低骨密度在引发骨折方面一样重要"的知晓率为 34.4%；"高盐摄入是骨质疏松症的危险因素"知晓率为 34.2%；"吸烟可致骨质疏松症"的知晓率为 25.0%；"不是任何类型的身体活动都对骨质疏松症有益"知识知晓率仅为 14.2%。

知识知晓率低，反映整个社会对骨质疏松症的认知不足，这与地区经济水平，受教育程度，社区医疗服务的完善程度，相关知识的普及程度以及不同地区人群关于该疾病的关注程度有关，另一方面也反映了我国医疗卫生机构开展骨质疏松症防控的意识、能力和措施严重不足。

低骨量状态和骨质疏松症前期通常没有明显的临床表现，公众对骨质疏松症相关知识认知程度低及对预防的重要性认识不足，会延误骨质疏松症防治的有利时机。因此急需开展骨质疏松症相关知识的传播，提高公众认识水平，提高预防意识。

二、防控策略建议

（一）坚持政府主导和部门协作，将健康融入所有政策等基本防控策略，创造健康骨骼和骨质疏松症防控的支持性环境

骨质疏松症作为一种患病率高，危害大的常见慢性病，需要坚持政府主导、部门协作，将健康融入所有政策等基本防控策略。目前，我国罹患骨质疏松症及低骨量人群庞大，2017 年 4 月，国家卫生健康委员会联合多部门共同启动以"三减三健"为主要内容的第二阶段全民健康生活方式行动。"健康骨骼"专项行动是"三健"专项行动之一。需要深入实施"健康骨骼"专项行动，进一步完善骨质疏松症防控政策，着力建设健康骨骼支持性环境，营造全社会重视骨骼健康的良好氛围。把健康骨骼行动作为健康中国建设的重要内容深入推进。

在部门协作中卫生部门发挥健康领域优势，宣传健康骨骼核心信息，开发和推广健康骨骼支持性工具。体育部门要健全体育健身组织，建设体育健身设施，提供健康骨骼健身指导，携手卫生等相关部门培养骨骼健康运动康复医生、骨骼健康科学运动指导师等相关人才，推进全民健身和全民骨骼健康深度融合。各级工会、共青团、妇联组织、老龄委结合相关职能，通过组织公众参与活动推广健康骨骼行动，积极创造有益于健康骨骼的环境。

（二）加强健康教育与科普宣传，提升全民骨骼健康意识

骨质疏松症作为一种隐匿性的慢性病，不为患者重视，常常直到出现疼痛、骨折等症状才去医院检查并得到确诊。本次调查结果显示国民骨质疏松症患病率高，骨质疏松症相关危险因素暴露率高，骨质疏松症药物治疗率低，大众对骨质疏松症及相关知识的认知水平十分不足。因此急需加强宣传教育，提高居民骨质疏松症相关知识知晓率、治疗率等。应充分利用网络、媒体资源，通过信息传播和行为干预对公众进行骨质疏松症防治健康教育，帮助个人和群体掌握骨质疏松症卫生保健知识、树立健康观念，了解如何在人生的不同阶段预防和治疗骨质疏松症，自愿采纳有利于骨骼健康的行为和生活方式。同时开展骨质疏松症相关慢性病防控及药物使用等信息传播。

1. 健康教育

对人群进行有关骨质疏松症及其并发症基础知识普及，倡导健康生活方式如合理膳食、适当运动、戒烟限酒、心理平衡等。

膳食结构对维持骨骼生长、发育、代谢方面起着重要作用。合理膳食有助于预防和控制骨质疏松症的发生和发展。低钙、低维生素 D、高蛋白、高磷、微量元素缺乏的饮食均能导致骨量减少，增加骨质疏松症发病风险。2013 年中国营养学会推荐膳食营养素参考摄入量中成人钙的适宜摄入量为 800mg/ 天，孕妇为 800～1 000mg/ 天，50 岁及以上的人群为 1 000mg/ 天。

科学运动是预防骨质疏松症有效方法之一。适量运动可以增加对骨的刺激，改善骨骼

血液循环、促进骨代谢、对维护和提高骨量和骨强度、延缓骨量丢失有积极作用。运动还可提高雌激素和睾酮水平，使钙吸收和利用增加，并能改善神经肌肉协调能力，减少老年人跌倒，从而预防骨折发生。防治骨质疏松症的主要运动方式为抗阻力练习和有氧耐力运动，如：慢跑、快走、打太极拳、踏车和登台阶等。运动行为干预方法，提倡个体化，根据情况选择合适的运动方式。倡导中、小强度的抗阻力练习，循序渐进、因人而异、量力而行、持之以恒。并且户外锻炼可以得到足够的阳光照射，促进成骨细胞功能。

戒烟限酒可以降低骨质疏松症的发生风险。吸烟可使肠钙吸收减少，女性吸烟者常过早停经，性激素水平下降，骨吸收增加，骨量丢失。吸烟者骨量丢失风险为不吸烟者的1.5～2倍，可导致椎体和髋骨骨折危险性增加。长期饮酒可以抑制成骨细胞活动，而成骨细胞是骨重建及骨形成的重要功能细胞，酒精能够从多方面影响成骨细胞蛋白质分泌及信号表达，引起成骨细胞数量减少，降低骨形成率。每天饮酒超过2单位（20g纯酒精），会增加骨质疏松症和髋部骨折风险，每天饮酒超过4单位导致骨折风险加倍。

心理平衡是保证健康的前提和基础。不同的情绪和行为会对人体健康造成不同影响，良好的心理状态利于维持人体免疫和康复功能，利于疾病预防。如负面情绪会影响体内营养素的吸收，导致营养素缺乏，增加骨质疏松症的患病风险。

2. 媒体传播

大众媒体辐射面广，是公众了解健康信息的重要渠道。因此，对职业传播者开展培训至关重要，可以提高媒体对骨质疏松症的关注、科学广泛宣传骨质疏松症防控知识、引导舆论导向、推动政策制定。媒体信息的传播难免受到职业传播者个人知识范围和观点的影响，因此，针对职业传播者开展培训教育十分必要。在培训中应关注被培训者对骨质疏松症知识传播的准确性、科普性、简单明了以及生动活泼等特点。根据不同媒体的主要受众人群和特点，开展富有针对性的媒体培训。

（三）实施早诊早治，针对重点人群开展骨质疏松症综合防控

调查显示目前我国骨量低下的人群庞大，为应对和改善现状，应实施早诊早治和健康管理。骨量低下是骨质疏松症的早期阶段，定期检查骨密度是早期发现的有效方法。骨质疏松症发生经历漫长的过程，老年人骨量取决于骨发育成熟期达到的骨峰值、中年期骨量的维持以及之后的骨丢失速率。青年时期获得骨峰值高低对老年时期的骨量产生重要影响。因此，预防和减少骨质疏松症应贯穿全生命周期，针对重点人群开展骨质疏松症综合防控。

青少年人群骨质疏松症的防控，应重视了解健康骨骼的相关知识，注意足够的钙和维生素D摄入、体育锻炼、避免青少年吸烟和饮酒，培养健康生活方式、谨慎使用影响骨骼健康的药物，促进获得高的骨量峰值。此外，不仅需要关注青少年本身，还应充分鼓励家庭参与其中，树立良好榜样；充分利用学校场所和教育、同伴教育和大众传媒；并通过改善社会环境、制定有利于青少年健康的政策法规等为青少年骨质疏松症防控打下坚实的基础。

避免妊娠期和哺乳期骨质流失是妊娠期和哺乳期妇女的防控要点，应注意增加钙和维生素D等营养素的摄入。

绝经后妇女主要需要从减少骨量流失、尽早发现骨量下降及骨质疏松症，尽早接受治疗和减少骨质疏松性骨折发生来防控骨质疏松症。要规律运动、增加饮食中钙摄入并保证

平衡合理膳食、避免不良生活习惯,保持健康体重、识别骨质疏松症的危险因素,定期进行骨密度检测,评估骨折风险、进行必要的药物治疗、预防跌倒等。

老年人群骨质疏松症的防控除了一般性原则和措施外,应格外注意保护老年人免于骨折,如保持身体平衡、避免跌倒。

男性骨质疏松症患病率低于绝经后妇女,故以往对男性骨质疏松症防控远不及对女性重视。但通过本调查发现男性骨量低下患病率与女性相仿,提示男性骨质疏松症同样是一个重要的公共卫生问题,需要引起重视,提高防控意识,加大防控力度。

(四)强化规范诊疗,开展各级技能培训,提高防治效果

加强医疗卫生机构规范化诊断和治疗。推广和宣传骨质疏松症防治指南和规范,以促进骨质疏松症的药物治疗。将诊疗规范纳入住院医师规范化培训内容,完善相关常见诊疗规范,加强筛查、诊疗等新技术的推广以及个体化规范治疗方案的应用。

(五)加强骨质疏松症防控能力建设

1. 促进医防协同和分级诊疗,开展全流程健康管理

探索建立疾病预防控制中心、综合医院和专科医院、基层医疗卫生机构、患者相结合的骨质疏松症和骨关节病防控体系,改善临床与疾控系统相互割裂的工作模式,探索有效的疾病管理模式。

试点分级诊疗,充分发挥各级各类机构优势,使整个骨质疏松症防控体系效能最大化,为骨质疏松症高危人群和患者提供预防、筛查、诊断、治疗、监测、康复、管理的连续性服务。加强各级疾病预防控制机构在人群骨骼健康危险因素监测干预、流行病学调查、信息管理等方面的能力建设。提高各级医疗机构、健康教育机构和基层医疗卫生机构在骨骼疾病筛查、综合干预、宣传教育和患者管理等方面的能力。

2. 开展专业人员队伍的建设

开展骨质疏松症防控能力建设,加强专业人员培养与培训,普及抗骨质疏松症治疗的必要性及相关药物的使用等,规范用药,将现有骨质疏松症诊疗技术和药物使用更好地应用到临床诊疗中,提升骨质疏松症防治工作者尤其是基层医疗机构工作人员的骨质疏松症防治能力。基本建立以医院、疾控机构为主体和基层医疗机构上下联动的综合防控体系。充分发挥现有专业机构的技术指导作用,整合并依托现有资源加快提升骨质疏松症预防、诊疗和管理水平。

3. 增强科学研究,开展监测和评估

开展基础、临床和转化等各层次研究,将研究发现转化到治疗和保健的应用领域。完善骨质疏松症和骨折等基本数据和核心指标的获取,结合现有的监测和疾病登记系统,做好长期、连续的监测工作,开展危险因素等方面的研究,为骨质疏松症防控策略和措施的实施及其评价提供科学支撑。此外,开展关于我国骨质疏松症风险评估工具等适宜技术的研究以提高发现高危个体的能力对于综合防控,提高防控效果同样至关重要。

一、中国疾控中心慢病中心关于做好中国骨质疏松症流行病学调查现场工作的通知

中国疾病预防控制中心
慢性非传染性疾病预防控制中心文件

中疾控慢发〔2018〕12号

中国疾控中心慢病中心关于做好
中国骨质疏松症流行病学调查现场工作的通知

北京市、山西省、吉林省、江苏省、浙江省、湖北省、湖南省、广东省、四川省、重庆市和陕西省疾控中心：

　　根据国家卫生计生委疾控局关于开展中国骨质疏松症流行病学调查的通知（国卫疾控慢病便函[2018]8号）要求，中国疾病预防控制中心慢性非传染性疾病预防控制中心（以下简称"慢病中心"）组织专家制定了中国骨质疏松症流行病学调查方案，定于11个省（直辖市）的44个县区开展中国骨质疏松症流行病学

调查。现将有关事项通知如下：

一、调查范围

调查地区包括全国 11 个省、市的 44 个县（区）。11 个省、市为北京、山西、吉林、江苏、浙江、湖北、湖南、广东、四川、重庆、陕西，在上述每个省（直辖市）抽取 4 个县区共计 44 个县区开展调查。调查县区名单见附件 1。

二、调查对象和任务

调查对象为调查县区 20 岁及以上在该地区居住 6 个月以上的居民。20～39 岁人群为摸清中国人群峰值骨量，每个县区调查 64 人，共计 2 816 人；40 岁及以上人群用于评估骨质疏松症流行情况，每个县区调查 400 人，共计 17 600 人。

调查任务包括：完成 44 个县区 20 岁及以上调查对象人口学特征、骨质疏松症相关影响因素、既往骨折史等资料收集；DXA 骨密度测量；身体测量和骨代谢相关指标实验室检测等工作。

三、调查时间安排

2018 年 1～6 月开展现场调查，6 月前完成数据收集。

2018 年 9 月完成数据汇总、分析及报告撰写。

四、调查组织实施

中国骨质疏松症流行病学调查由中国疾控中心慢病中心牵头负责，联合中华医学会骨质疏松和骨矿盐疾病分会成立国家项目工作组，整体负责项目的组织、协调和管理。

各省级疾控中心负责当地项目整体协调、组织、实施；相关医院配合疾控中心按要求完成 DXA 骨密度测量和质控等工作。

各县区疾控中心在省级疾控中心指导下，负责当地整体协调、组织、实施；相关医院配合疾控中心按要求完成 DXA 骨密度测量相关工作。及时上传骨密度测量数据和报告，并根据实施方案和手册针对骨密度测量开展质量控制和反馈报告。

五、经费管理

各地协调项目区县，按照国卫疾控慢病便函 [2018]8 号文的要求做好经费保障。同时慢病中心提供的现场实施经费按照与各项目省（直辖市）疾控中心签订的委托工作协议，拨付至省（直辖市）疾控中心进行管理、下拨和使用。经费使用根据相关协议要求和各地财务规章制度执行。

六、其他要求

按照中国骨质疏松症流行病学调查方案和工作手册开展工作，力求调查科学、规范。明确各机构职责，加强各机构间合作，加强调查人员培训，切实开展质量控制和督导，确保数据真实、准确、完整。提高数据保密意识，保障数据安全，防止调查对象个人信息泄露。中国骨质疏松症流行病学调查方案和配套工作手册由中国疾控中心慢病中心开展人员培训时印发。

附件：1. 中国骨质疏松症流行病学调查县区名单
　　　2. 中国骨质疏松症流行病学调查国家项目组

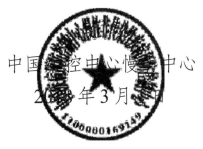

中国疾控中心慢病中心
20　　年 3 月　　日

中国疾控中心慢病中心综合办公室　　　2018 年 3 月 1 日印发

校对人：汤淑女

附件1

中国骨质疏松症流行病学调查县区名单

省	市	县区
北京市	北京市	朝阳区
北京市	北京市	丰台区
北京市	北京市	海淀区
北京市	北京市	通州区
山西省	太原市	迎泽区
山西省	大同市	大同市城区
山西省	晋城市	泽州县
山西省	运城市	临猗县
吉林省	长春市	南关区
吉林省	长春市	榆树市
吉林省	辽源市	龙山区
吉林省	白城市	通榆县
江苏省	南京市	六合区
江苏省	苏州市	吴江市
江苏省	南通市	港闸区
江苏省	泰州市	靖江市
浙江省	杭州市	建德市
浙江省	温州市	鹿城区
浙江省	金华市	义乌市
浙江省	舟山市	普陀区
湖北省	襄樊市	宜城市

省	市	县区
湖北省	咸宁市	赤壁市
湖北省	武汉市	洪山区
湖北省	武汉市	蔡甸区
湖南省	湘潭市	雨湖区
湖南省	益阳市	南县
湖南省	怀化市	鹤城区
湖南省	郴州市	汝城县
广东省	深圳市	宝安区
广东省	深圳市	龙岗区
广东省	惠州市	博罗县
广东省	肇庆市	广宁县
四川省	自贡市	沿滩区
四川省	南充市	营山县
四川省	眉山市	洪雅县
四川省	广安市	广安区
重庆市	重庆市	九龙坡区
重庆市	重庆市	沙坪坝区
重庆市	重庆市	荣昌县
重庆市	重庆市	梁平县
陕西省	宝鸡市	渭滨区
陕西省	咸阳市	淳化县
陕西省	延安市	宝塔区
陕西省	商洛市	商南县

附件2

中国骨质疏松症流行病学调查国家项目组

组　长
王临虹　中国疾病预防控制中心慢性非传染性疾病预防控制中心
夏维波　北京协和医院

副组长
李志新　中国疾病预防控制中心慢性非传染性疾病预防控制中心
余　卫　北京协和医院

成　员
尹香君　中国疾病预防控制中心慢性非传染性疾病预防控制中心
林　华　南京鼓楼医院
金小岚　成都军区总医院
汤淑女　中国疾病预防控制中心慢性非传染性疾病预防控制中心
崔　露　中国疾病预防控制中心慢性非传染性疾病预防控制中心

二、中国骨质疏松症流行病学调查县(区)名单

省(直辖市)	市	城乡分类	县(区)分类	地区
北京市	北京市	城市	区	朝阳区
北京市	北京市	城市	区	丰台区
北京市	北京市	城市	区	海淀区
北京市	北京市	城市	区	通州区
山西省	太原市	城市	区	迎泽区
山西省	大同市	城市	区	大同市城区
山西省	晋城市	农村	县	泽州县
山西省	运城市	农村	县	临猗县
吉林省	长春市	城市	区	南关区
吉林省	长春市	农村	市	榆树市
吉林省	辽源市	城市	区	龙山区
吉林省	白城市	农村	县	通榆县
江苏省	南京市	城市	区	六合区
江苏省	苏州市	农村	市	吴江市
江苏省	南通市	城市	区	港闸区
江苏省	泰州市	农村	市	靖江市
浙江省	杭州市	农村	市	建德市
浙江省	温州市	城市	区	鹿城区
浙江省	金华市	农村	市	义乌市
浙江省	舟山市	城市	区	普陀区
湖北省	襄阳市	农村	市	宜城市
湖北省	咸宁市	农村	市	赤壁市
湖北省	武汉市	城市	区	洪山区
湖北省	武汉市	城市	区	蔡甸区
湖南省	湘潭市	城市	区	雨湖区
湖南省	益阳市	农村	县	南县
湖南省	怀化市	城市	区	鹤城区
湖南省	郴州市	农村	县	汝城县
广东省	深圳市	城市	区	宝安区
广东省	深圳市	城市	区	龙岗区
广东省	惠州市	农村	县	博罗县
广东省	肇庆市	农村	县	广宁县
四川省	自贡市	城市	区	沿滩区
四川省	南充市	农村	县	营山县
四川省	眉山市	农村	县	洪雅县
四川省	广安市	城市	区	广安区
重庆市	重庆市	城市	区	九龙坡区
重庆市	重庆市	城市	区	沙坪坝区
重庆市	重庆市	农村	县	荣昌县
重庆市	重庆市	农村	县	梁平县
陕西省	宝鸡市	城市	区	渭滨区
陕西省	咸阳市	农村	县	淳化县
陕西省	延安市	城市	区	宝塔区
陕西省	商洛市	农村	县	商南县

三、参加者名单

国家项目组

王临虹　夏维波　李志新　余　卫　尹香君　林　华　金小岚　汤淑女　崔　露

北京市

刘峰　黄春　董忠　姜博

丰台区

项　娜　马　婧　李　洁　赵　静　刘增艳　郑　欣　刘　静　张晶晶　岳　芳
吴永泽　郑金梅　钟松臻　陶冬东　肖　文　毕丽娜　佟艳铭　李　娟　戚艳艳
胡　苏　赵　丹　郭玉媛　岳艳杰　齐　宏　李　勤　孟志华　李维维　司佳玥
文金美　王　靖　戴梦楠

朝阳区

韩晓燕　李　哲　宁志伟　侯亚楠　董　颖　张春妹　魏丽萍　朱晓飞　杨秀茹
张　杰　张志梅　李　娜　张　雷　袁志举　沈瑞新

海淀区

应华清　郭　菁　高登发　徐正扬　黄　薇　魏云鹏　杨锐华　张一开　王利清
张雪茹　刘晓文　何玲钧　谢井芳　朱燕明　周世擎　张微微

通州区

刘思佳　刘永昌　贾卫兰　邵春昕　石逸杰　彭峰河　张宝玉　王　媛　穆　丹
张晗征　周　龙　张　维　刘文娟　班　婷　胡新颖　王　丽　陈睿艺

山西省

张睿复　陈　靖　任泽萍　孟亚清　董　进　李　兰

太原市迎泽区

李凌云　张叶静　李潭香　蔡　娜　任秋月　胡燕华　梁雨杰　张　建　聂丽英
侯凤梅　王　琴　常豫红　戴金凤　陈　萍　杨佳茹　李彩霞　赵晓静　牛宝荣
任　静　段高琴

大同市城区

许世民　郭昊清　王雪梅　于文文　朱　玉　刁　丽　杨梅芳　许继彬　杨凌云
范锦煜　张文怡　赵正冬　韩海荣　马春燕　丁丽芬　陈　敏　王　强　程宇甫
张　杰　雷　玉

晋城市泽州县

栗永林　杜君霞　魏玉廷　郜俊杰　李梦茹　赵海波　祁春霞　刘　佩　王建萍
靳　佳　周　媛　祁　晋　张霞霞　王　凯　段艳桃　张慧峰　李素青　赵翠玲
赵丽莎　孙晶晶

运城市临猗县

陈艳峰　周青瑞　姚红光　荆　刚　董　奎　贾海荣　陈　琳　马　黎　李晓霞
黄　兵　畅淑英　陈红艺　王晓君　王山河　王　霞　王红征　程红江

吉林省

刘建伟　朱颖俐　侯筑林　贾湑媛　张萌萌　宋世凯

长春市南关区

王　珂	姜　辉	车　健	宋　乐	苏　丽	李欧洋	马倩倩	马龙葳	王晓峰
常　曜	曹艳芳	李　京	赵鸿新	梁　丹	王道龙	耿秀平	杨　旸	魏　枫

长春市榆树市

战永波	平丽春	张洪锐	何一然	王立秋	柴　华	李静思	王晓艳	彭　聪
许兆华	郭艳敏	李文忠	石彩华	王春波	刘冬雪	翟立新	陈丽艳	刘　凯
陈弘菲	于春江							

辽源市龙山区

许文艳	苑海英	马晓娥	侯玉丽	潘桂华	王振玉	郑海阁	唐传昊	赵　杨
吴忠源	杨晓华	郑艳玲	闫淑珍	田秀芬	刘若娟	董安琪	陈　宇	张迎春
杨　岚	郭京迪							

白城市通榆县

徐传辉	李红妍	庞秋菊	李　晶	张新宇	刘新波	吕艳娟	肖　禹	丁丽平
王　芳	郭松苍	李晓锋	蔺　茹	张　棋	杜　蔓	张东旭	唐守洋	张晓英
刘　彬	白利东							

江苏省

周永林	张永青	周金意	万亚男	潘晓群	苏　健	冯圆圆	覃　玉	郭郡浩

南京市六合区

尤万喜	端玲玲	杨志朋	蔡振群	范晶晶	张　伟	刘　敏	李振华	杨　静
王庆平	章晓妹	任良辉	谢云霞	姚克谦	陈中平	邓刘林	袁冬兰	朱秀芬

苏州市吴江市

沈建新	张荣艳	姚小燕	谢水良	俞哲宇	汤觉萍	沈　彤	吴欢欢	袁云华
王晔晗	陆忠培	蒋伟涛	邱少峰	杨　勇	徐福荣	俞　芬	张　东	徐又佳
张　璐	刘志鹏							

南通市港闸区

邵　伟	汤　伟	朱金鑫	杨国华	吴洪星	薛　辉	周晓萍	吴晓建	倪　颖
王　燕	姚　瑶	张凌云	刘小琴	陈海燕	盛　楠	司娇艳	王　霞	张　宏
余　雯	陆俊华							

泰州市靖江市

郑刚锋	刘一军	袁建中	朱红霞	郭褚锋	王晚晴	宋靓靓	浦　银	汤燕秋
何　烜	张　蓉	蔡　幸	钱卫娟	张小靖	顾利民	朱　均	周　锋	束发彬
韩志强	李丽平							

浙江省

谭永忠	俞　敏	钟节鸣	胡如英	方　乐	陈向宇	应奇峰	陈锦平	张　骏

杭州市建德市

方利洪	邵秀萍	钟荣万	王亚妮	方　莲	王卫强	章婷婷	郎天惠	罗　强
翁亚勤	张慧萍	冯　坚	邵建初	张雪莲	邵　纯	周胜男	邓　平	傅　力
邵红英	王艳梅							

温州市鹿城区

谢海斌	陈　茜	陈　捷	张沛绮	徐晓旭	杨　欢	吴　斯	蒋　静	李瑾颖

邹碧泉　叶文达　陈引蕾　陈海武　王娟娟　王尧杰　张玲玲　黄海红　应胜虎
郑旭峰　李　莉

金华市义乌市

叶晓军　贾巧娟　杨秀玲　张　谨　丁　玲　楼敬华　王可五　陈优闪　楼　珺
蒋兰兰　蒋　君　王亮亮　胡香玲　蒋凌枫　龚学军　吴丽梅　金小花　陈建伟
黄　霞　张凌雁

舟山市普陀区

傅纪波　陈公杰　孙志波　李雪莉　周沈囡　张加霖　钟丹丹　张世宏　郑朝阳
周柳婷　杨舟欢　黄　燕　陈晓蓉　翁金燕　刘　妙　邬其欢　刘常恩　江　辉
林　启

湖北省

黄希宝　蔡顺祥　周　芳　陈致泽　沈　霖　戴　宇

襄阳市宜城市

刘其中　李　友　王吉国　朱　波　龚新洪　胡院芳　陈　阳　张学忠　杨火飞
张　伟　龚金成　雷露瑶　汪勃睿　郭珊珊　李　青　胡雪丽　邱洪生　孟元卓
杨世国　李会玲

咸宁市赤壁市

钱平平　赵安平　邵燕红　但丽琼　钱　理　张蒲涛　高　彬　聂柏河　陈佳丽
吴　强　丁新光　方兆明　石继承　熊小英　方颖珍　葛华芳　郑燕兰　胡全树
马亚辉　罗　锐

武汉市洪山区

徐丹丹　姚建渝　刘雨露　王　珏　何　刚　宋颖颖　冯　梅　陈　婷　许利民
白　杰　张　帆　鲁　艳　王智炜　周　俊　范德培　李国栋　王　琼　苏世翠
李　坤

武汉市蔡甸区

张江英　李月荣　杨微微　张海涛　曹　敏　陈艳玲　陈志英　黄淑明　余秋玲
周小玲　陈　凡　宋　欢　杨　振　胡秀玲　刘　辉　代良新　孔凡波　袁胜国
余芹芳　肖　勇　刘　勇　肖　丹

湖南省

黄跃龙　谢忠建　金东辉　彭莉红　胡李平　刘　源

湘潭市雨湖区

刘晓红　李绍杰　邓莉芳　李国华　曾伟华　袁芳华　唐炎夏　马超颖　胡雪琴
谭梦红　寻朝晖　甘文波　彭辉红　王　颖　李若冰　杨仁琳　陈祖胜　叶　姣
熊　辉

益阳市南县

朱立冬　李龄遥　周　娟　姚　南　张亚辉　唐润红　徐　刚　连友喜　何　阳
兰　蓉　余瑶伊　孟楚炎　孙　叶　刘丽芬　严艳红　曹昭仙　刘丽君　彭　可
于海洋

怀化市鹤城区

梁勤俭　粟昱源　刘　玲　肖祖珍　宁叶平　彭宏飞　魏晓燕　邱　雨　张　明

曾钦伯　文香兰　石泽辉　杨　叶　金　妙　汪　霞　龙本华　蒋远根　郑海金
邓　力　吴海洋

郴州市汝城县

朱通明　范开全　朱国杰　朱细华　罗　翔　邹月娥　黄瑾景　朱敏燕　罗淑欣
黄慧敏　宋静芳　朱秀锋　邱志凤　陈创新　张　江　刘　春　唐代梅　谭红云
何敏娜　马　华　朱艳丽　何　羽

广东省

林立丰　许燕君　孟瑞琳　彭丹丹　徐　浩　郭　斌　吴　文　邓海鸥

深圳市

彭　绩　雷　林

深圳市宝安区

赵仁成　刘　峥　徐　英　李志学　林子棠　林杨盛　朱锦华　陈升汉　周堪照
陈秀文　王文丽　黄先达　孙东平　李博宇　陈海良　刘晋福　朱海燕　洪晓欣
李美冰　肖新华

深圳市龙岗区

王天理　冯浓萍　张元昊　黎冰玲　彭子日　武红梅　何学森　王惠英　叶建林
詹剑丰　游　弋　吴勇忠　温祝杜　刘及贤　凌志强　龚艳丽　张志杰　曾远红
李宅符　钟严伟

惠州市博罗县

肖文芳　陈敏敏　彭桂华　李德永　钟桥维　岳阳平　张丽梅　伍　媛　钟伟峰
邓育芳　邱贵平　胡丽英　柯永平　苏玉梅　曾考考　温海辉　陈彩云　周月彩
曾福英　刘淑芬　聂　军

肇庆市广宁县

黄国华　冼国佳　方艺娟　周其盛　谢月梅　罗文飞　莫　芸　谢欣谊　朱素芬
赖天生　周剑玲　董国常　梁彩霞　曾海珍　李如坚　陈传振　钱其周　黄水英
余嘉韵　郭少榕　吴家晖　冯卫国　黄敏静　黎子龙　李汝展　张美连　黄成德
冯汉强　曾超英　吴雪芳　董元章　钟嘉丽　伍银婷　欧健珍

四川省

吴先萍　邓　颖　何　君　常晓宇　马　霞　金小岚　郎红梅　游志清

自贡市沿滩区

邓春颖　李思齐　赵声友　曾　大　郑尚红　王晓琼　易洪安　晏易容　陈　兰
陈　燕　梅　丹　江思蜀　高宇飞　陈小燕　牟德芳　范成定　何明华　赵浩玲

南充市营山县

彭　勇　苟军平　付洪春　龚　闯　陶　义　刘皓男　胡怀炼　张小刚　罗　春
胡玉国　蒋红妹　杨毓兰　史旭章　罗　毅　谭项云　唐　超　曹明艳　田良平
杜佳琪　杨　雯

眉山市洪雅县

刘　超　赖　兵　黄　艳　周　蕾　杨淑英　刘中书　龙　彬　王　静　李文华
张　云　丁仕军　袁　红　李　蓉　周　惠　柯继东　艾新颖　商　宇

广安市广安区

杜承彬	李荣川	蒋璇羽	杨　昕	黄　燕	黄　惠	胡小波	苑云妹	谢李霞
何　倩	王秀英	张海玲	谢　静	何玉云	王　玲	黎蔚娟	苟国琴	

重庆市

唐文革	丁贤彬	毛德强	杨弦弦	吕晓燕	陈　婷	陈　林	李　灿	谢杨丽

九龙坡区

杨　巧	涂利佳	李晓萍	何绍敏	陈　敏	李英祥	吴　峰	李　静	李祖英
廖　容	刘丽娟	汤　成	吕登智	段林利	向小兰	奚　爽	王春玲	陈洛平
冉　娟	杨　卫							

沙坪坝区

张　民	黎　瞳	梁　桃	袁　刚	刘　维	薛　梅	蒋　露	李晶晶	谢　平
黄　静	朱　莎	潘明珠	张云波	吴清伟	黄　梅	龙　静	熊　莉	彭　雷
张　懿								

荣昌县

邱建平	李佳松	舒　强	郭彦伶	熊华利	慕　玲	梁　红	张　曦	吕　兰
王建夫	郑　源	黄　剑	陈光强	刘梦琦	万胜男	敖　林	刘　莉	何彩虹
王　敏	李　军							

梁平县

屈建玲	向　莉	银国琼	刘东琴	蒋　颖	张　涛	何高琴	陈明福	叶世兵
黄祥美	何　西	石启英	唐志琴	刘　燕	蒋春燕	谢崇凡	游茂林	尹　红
陈海燕								

陕西省

邱　琳	马金刚	飒日娜	李　敏	曾玉红	车茂红

宝鸡市渭滨区

郭军虎	田宏兵	赵军艳	李　晨	杨铭芳	姚永博	张鸿江	王红娟	张兰兰
杨卫妮	张莹丽	吴　炜	邓春娟	邱洪彩	丁晓军	冯娟利	高胜利	苗维珍
何建平	魏　巍							

咸阳市淳化县

白永生	高　娟	赵　锐	祁文娟	张竹峰	张莉娟	孙小强	王　璐	吴　花
王媛媛	高　洁	于　萌	蒋秋菊	高花妮	宁绵妮	白晓静	赵明利	李　伟
田燕妮	李　妍	李　敏	邓世雄	贺　明	李瑾雄	刘伟娜	金媛媛	景晓辉
陈　鹏	李　娇							

延安市宝塔区

贺军宏	曹　岩	尹明萍	赵　丽	王菊香	高　虹	贺　婧	常　洁	李有霞
刘丹芬	李荔婷	任娇娇	闫海军	张　勇	程晓强	高　娟	高维卫	魏乐乐
沈水梅	苗占琴							

商洛市商南县

田　勇	张建东	张义龙	郑翠娥	朱建军	梅　涛	路彩玲	刘璟瑛	胡申剑
徐　婧	刘　燕	邓　阁	张　娟	宁　涛	方　杰	张菁菁	吴泽进	陈红卫
张玉琴								

参考文献

[1] LOOKER A C, SARAFRAZI-ISFAHANI N, FAN B, et al. Trends in osteoporosis and low bone mass in older US adults, 2005-2006 through 2013-2014[J]. Osteoporosis International, 2017, 28(6): 1979-1988.

[2] LESLIE W D, METGE C J, WEILER H A, et al. Bone density and bone area in Canadian Aboriginal women: the First Nations Bone Health Study[J]. Osteoporosis International, 2006, 17(12): 1755-1762.

[3] KIM K M, LIM J S, KIM K J, et al. Dissimilarity of femur aging in men and women from a Nationwide Survey in Korea(KNHANES IV)[J]. Journal of Bone and Mineral Metabolism, 2013, 31(2): 144-152.

[4] ZHOU H, MORI S, ISHIZAKI T, et al. Genetic risk score based on the prevalence of vertebral fracture in Japanese women with osteoporosis[J]. Bone Reports, 2016, 5: 168-172.

[5] KELES I, AYDIN G, ORKUN S, et al. Two clinical problems in elderly men: osteoporosis and erectile dysfunction[J]. Arch Androl, 2005, 51(3): 177-184.

[6] MURAT, DURSUN, EMIN, et al. Possible association between erectile dysfunction and osteoporosis in men[J]. Prague Med Rep, 2015. 116(1): 24-30.

[7] WU C H, LU Y Y, CHAI C Y, et al. Increased risk of osteoporosis in patients with erectile dysfunction: A nationwide population-based cohort study[J]. Medicine(Baltimore), 2016. 95(26): e4024.

[8] NAHAS A R F, SULAIMAN S A S. Increased risk of osteoporosis in depressive patients with erectile dysfunction: a cross-sectional study from Malaysia[J]. Journal of Pharmacy and Bioallied Sciences, 2017. 9(3): 178-184.

[9] HAYATBAKHSH M R, CLAVARINO A, WILLIAMS G M, et al. Cigarette smoking and age of menopause: a large prospective study[J]. Maturitas, 2012, 72(4): 346-352.

[10] CHISATO N, NAOYOSHI T, NORITO K, et al. Association of diet with the onset of menopause in Japanese women[J]. American Journal of Epidemiology, 2000. 152(9): 863-867.

[11] SAPRE S, THAKUR R. Lifestyle and dietary factors determine age at natural menopause[J]. Journal of Mid-life Health, 2014. 5(1): 3-5.

[12] PURDUE-SMITHE A C, WHITCOMB B W, SZEGDA K L, et al. Vitamin D and calcium intake and risk of early menopause[J]. American Journal of Clinical Nutrition, 2017, 105(6): 1493-1501.

[13] VOORT D J M V D, WEIJER P H M V D, BARENTSEN R. Early menopause: increased fracturerisk at older age[J]. Osteoporosis International, 2003, 14(6), 525-530.

[14] SVEJME O, AHLBORG H G, NILSSON J A, et al. Early menopause and risk of osteoporosis, fracture and mortality: a 34-year prospective observational study in 390 women[J]. BJOG: An International Journal of Obstetrics and Gynaecology, 2012, 119(7): 810-816.

[15] ANAGNOSTIS P, SIOLOS P, GKEKAS N K, et al. Association between age at menopause and fracture risk: a systematic review and meta-analysis[J]. Endocrine. 2019, 63(2): 213-224.

[16] CSERMELY T, HALVAX L, VIZER M, et al. Relationship between adolescent amenorrhea and climacteric osteoporosis[J]. Maturitas, 2007, 56(4): 368-374.

[17] RIGGS B L, KHOSLA S, MELTON L J. Sex steroids and the construction and conservation of the adult skeleton[J]. Endocrine Reviews, 2002, 23(3): 279-302.

[18] ZENGIN A, ZHANG L, HERBERT H, et al. Neuropeptide Y and sex hormone interactions in humoral and neuronal regulation of bone and fat[J]. Trends in Endocrinology and Metabolism, 2010, 21(7): 411-418.

[19] SHI Y C, BALDOCK P A. Central and peripheral mechanisms of the NPY system in the regulation of bone and adipose tissue[J]. Bone, 2012, 50(2): 430-436.

[20] CUMMINGS S R, BROWNER W S, BAUER D, et al. Endogenous hormones and the risk of hip and vertebral fractures among older women. Study of Osteoporotic Fractures Research Group[J]. The New England Journal of Medicine, 1998, 339(11): 733-738.

[21] CAULEY J A, CAWTHON P M, PETERS K E, et al.Risk factors for hip fracture in older men: the osteoporotic fractures in men study(MrOS)[J]. Journal of Bone and Miner Research, 2016, 3(10): 1810-1819.

[22] OLM J P, HYLDSTRUP L, JENSEN J B.Time trends in osteoporosis risk factor profiles: a comparative analysis of risk factors, comorbidities, and medications over twelve years[J]. Endocrine, 2016, 54(1): 241-255.

[23] JIN S, HSIEH E, PENG L, et al. Incidence of fractures among patients with rheumatoid arthritis: a systematic review and meta-analysis[J]. Osteoporosis International, 2018, 29: 1263-1275.

[24] ROBITAILLE J, YOON P W, MOORE C A, et al. Prevalence, family history, and prevention of reported osteoporosis in U.S. women[J]. American Journal of Preventive Medicine, 2008, 35(1): 47-54.

[25] PATRIZIA D A, SPERTINO E, FRANCESCA M, et al. Prevalence of postmenopausal osteoporosis in Italy and validation of decision rules for referring women for bone densitometry[J]. Calcified Tissue International, 2013, 92(5): 437-443.

[26] KIM K H, LEE K, KO Y J, et al. Prevalence, awareness, and treatment of osteoporosis among Korean women: The Fourth Korea National Health and Nutrition Examination Survey[J]. Bone. 2012, (50): 1039-1047.

[27] PARK S J, JUNG J H, KIM M S, et al. High dairy products intake reduces osteoporosis risk in Korean postmenopausal women: A 4 year follow-up study[J]. Nutrition Research and Practice, 2018, 12(5): 436-442.

[28] DAWSON-HUGHES B, DALLAL G E, KRALL E A, et al. A controlled trial of the effect of calcium supplementation on bone density in postmenopausal women[J]. New England Journal of Medicine, 1990, 323: 878-883.

[29] WADOLOWSKA L, SOBAS K, SZCZEPANSKA J W, et al. Dairy products, dietary calcium and bone health: possibility of prevention of osteoporosis in women: the polish experience[J]. Nutrients. 2013, 5, 2684-2707.

[30] BISCHOFF-FERRARI H A, DAWSON-HUGHES B, BARON J A, et al. Milk intake and risk of hip fracture in men and women: A meta-analysis of prospective cohort studie[J]. Journal of Bone and Mineral Research: the official journal of the American Society for Bone and Mineral Research, 2011, 26(4): 833-839.

[31] ADAMI S, GIANNINI S, BIANCHI G, et al. Vitamin D status and response to treatment in post-menopausal osteoporosis[J]. Osteoporosis International, 2009, 20(2): 239-244.

[32] GORAI I, HATTORI S, TANAKA Y, et al. Alfacalcidol-supplemented raloxifene therapy has greater bone-sparing effect than raloxifene-alone therapy in postmenopausal Japanese women with osteoporosis or osteopenia[J]. Journal of Bone and Miner Metabolism, 2012, 30(3): 349-358.

[33] MANFERDELLI G, LA-TORRE A, CODELLA R. Outdoor physical activity bears multiple benefits to health and society[J]. Journal of Sports Medicne and Physical Fitness, 2019, 59(5): 868-879.

[34] SATO M, VIETRI J, FLYNN J A, et al. Bone fractures and feeling at risk for osteoporosis among women in Japan: patient characteristics and outcomes in the National Health and Wellness Survey[J]. Archives of Osteoporosis, 2014, 9(1): 199.

[35] BERTHEL M, LEPRÊTRE P M, LONSDORFER J, et al. Health benefits of physical activity in older patients: a review.[J]. International Journal of Clinical Practice, 2010, 63(2): 303-320.

[36] CLAUSTRAT B, DELMAS P D, MARCHAND F, et al. Increased bone resorption in moderate smokers with low body weight: the Minos study.[J]. The Journal of Clinical Endocrinology and Metabolism, 2002, 87(2): 666-674.

[37] RAPURI P B, GALLAGHER J C, BALHORN K E, et al. Alcohol intake and bone metabolism in elderly women[J]. American Journal of Clinical Nutrition, 2000, 72(5): 1206-1213.

[38] HOLBROOK T L. A prospective study of alcohol consumption and bone mineral density[J]. BMJ: British Medical Journal, 1993, 306(6891): 1506-1509.

[39] WIMALAWANSA S J. Rationale for using nitric oxide donor therapy for prevention of bone loss and treatment of osteoporosis in humans[J]. Annals of the New York Academy of Sciences, 2007, 1117: 283-297.

[40] AHLBORG H G, JOHNELL O, TURNER C H, et al. Bone loss and bone size after menopause[J]. The New England Journal of Medicine, 2003, 349(4): 327-34.

[41] MARTIN T J, GADDY D. Bone loss goes beyond estrogen[J]. Nature Medicine, 2006, 12(6): 612-613.

[42] SUN L, ZHANG Z, PENG Y, et al, FSH directly regulates bone mass[J]. Cell, 2006. 125(2): 247-260.

[43] COOPER G S AND THORP J M. FSH levels in relation to hysterectomy and to unilateral oophorectomy[J]. Obstetrics and Gynecology, 1999, 94(6): 969-972.

[44] DAFOPOULOS K C, KOTSOVASSILIS C P, MILINGOS S D, et al. FSH and LH responses to GnRH after ovariectomy in postmenopausal women[J]. Clinical Endocrinology, 2004. 60(1): 120-124.

[45] QIAN H, GUAN X, BIAN Z. FSH aggravates bone loss in ovariectomised rats with experimental periapical periodontitis[J]. Molecular Medicine Reports, 2016, 14(4): 2997-3006.

[46] HOLM J P, JENSEN T, HYLDSTRUP L, et al.Fracture risk in women with type II diabetes. Results from a historical cohort with fracture follow-up[J]. Endocrine, 2018, 60(1): 151-158.

[47] KHOSLA S, MELTON L J, WERMERS R A. Primary hyperparathyroidism and the risk of fracture: a population-based study[J]. Journal Of Bone and Mineral Research, 1999, 14(10): 1700-1707.

[48] BERNSTEIN C N, LESLIE W D, LEBOFF M S. AGA technical review on osteoporosis in gastrointestinal diseases[J]. Gastroenterology 2003, 124: 795.

[49] VAN-HOGEZAND R A, HAMDY N A T. Skeletal morbidity in inflammatory bowel disease[J]. Scandinavian Journal of Gastroenterology Supplment, 2006, 41(s243): 59-64.

[50] SZAFORS P, CHE H, BARNETCHE T, et al. Risk of fracture and low bone mineral density in adults with inflammatory bowel diseases. A systematic literature review with meta-analysis[J]. Osteoporosis International, 2018, 29: 2389.

[51] CUSHING H.The basophil adenomas of the pituitary body and their clinical manifestations(pituitary basophilism)[J]. Obesity Research, 1994, 2(5): 486-508.

[52] PACK AM.Bone disease in epilepsy[J]. Current Neurology Neuroscience Reports, 2004, 4(4): 329-334.

[53] SVALHEIM S, ROSTE L S, NAKKEN K O, et al. Bone health in adults with epilepsy[J]. Acta Neurologica Scandinavica, 2011, 124: 89-95.

[54] JAMAL S A, BROWNER W S, BAUER D C, et al.Warfarin use and risk for osteoporosis in elderly women [J]. Annals of Internal Medicine, 1998, 128(10): 829-832.

[55] WOO C, CHANG L L, EWING S K, et al.Single-point assessment of warfarin use and risk of osteoporosis in elderly men[J]. Journal of the American Geriatrics Society, 2008, 56(7): 1171-1176.

[56] LEGER J, RUIZ J C, GUIBOURDENCHE J, et al.Bone mineral density and metabolism in children with congenital hypothyroidism after prolonged L-thyroxine therapy[J]. Acta Paediatrica, 1997, 86(7): 704-710.

[57] HANNA F W, PETTIT R J, AMMARI F, et al.Effect of replacement doses of thyroxine on bone mineral density[J]. Clinical endocrinology, 1998, 48(2): 229-234.

[58] LIN F Y, CHEN P C, LIAO C H, et al. Retrospective population cohort study on hip fracture risk associated with zolpidem medication[J]. Sleep, 2014, 37(4): 673-679.

[59] JHA S, BHATTACHARYYA T. Utilization and cost of anti-osteoporosis therapy among US Medicare beneficiaries[J]. Archives of Osteoporosis, 2016, 11(1): 28.

[60] BELHASSEN M, CONFAVREUX C B, CORTET B, et al. Anti-osteoporotic treatments in France: initiation, persistence and switches over 6 years of follow-up[J]. Osteoporosis International, 2016.

[61] MARTÍNMERINO E, HUERTAÁLVAREZ C, PRIETOALHAMBRA D, et al. Secular trends of use of anti-osteoporosis treatments in Spain: A population-based cohort study including over 1.5million people and more than 12years of follow-up.[J]. Bone, 2017, 105: 292-298.

[62] COLON-EMERIC C, LYLES K W, LEVINE D A, et al. Prevalence and predictors of osteoporosis treatment in nursing home residents with known osteoporosis or recent fracture[J]. Osteoporosis International, 2007, 18(4): 553-559.

[63] CONFAVREUX C B, CANOUI-POITRINE F, SCHOTT A M, et al. Persistence at 1 year of oral antiosteoporotic drugs: a prospective study in a comprehensive health insurance database[J]. European Journal of Endocrinology, 2012, 166(4): 735-741.

[64] LORENTZON M, NILSSON A G, JOHANSSON H, et al.Extensive undertreatment of osteoporosis in older Swedish women[J]. Osteoporosis International, 2019.

[65] JHA S, BHATTACHARYYA T. Utilization and cost of anti-osteoporosis therapy among US Medicare beneficiaries[J]. Archives of Osteoporosis, 2016, 11(1): 28.

[66] BELHASSEN M, CONFAVREUX C B, CORTET B, et al. Anti-osteoporotic treatments in France: initiation, persistence and switches over 6 years of follow-up[J]. Osteoporosis International, 2016.

[67] REGINSTER J Y. Treatment of postmenopausal osteoporosis[J]. BMJ, 2005, 330(7496): 859-860.

[68] HERNLUND E, SVEDBOM A, IVERGARD M, et al. Osteoporosis in the European Union: medical management, epidemiology and economic burden[J]. Archives of osteoporosis, 2013, 8: 136.

[69] LIPS P, DUONG T, OLEKSIK A, et al. A global study of vitamin D status and parathyroid function in postmenopausal women with osteoporosis: baseline data from the multiple outcomes of raloxifene evaluation clinical trial[J]. The Journal of clinical endocrinology and metabolism, 2001, 86(3): 1212-1221.

[70] CHESNUT C H, SILVERMAN S, ANDRIANO K, et al. A randomized trial of nasal spray salmon calcitonin in postmenopausal women with established osteoporosis: the prevent recurrence of osteoporotic fractures study. PROOF Study Group[J]. The American journal of medicine, 2000, 109(4): 267-276.

[71] NUTI R, BRANDI M L, CHECCHIA G, et al. Guidelines for the management of osteoporosis and fragility fractures[J]. Internal and Emergency Medicine, 2019, 14(1): 85-102.

[72] ROSSOUW J E, ANDERSON G L, PRENTICE R L, et al. Risks and benefits of estrogen plus progestin in healthy postmenopausal women: principal results From the Women's Health Initiative randomized controlled trial[J]. The Journal of the American Medical Association, 2002, 288(3): 321-333.

[73] 中华医学会骨质疏松和骨矿盐疾病分会. 原发性骨质疏松症诊疗指南(2017)[J]. 中华骨质疏松和骨矿盐疾病杂志, 2017, 20(5): 413-443.

[74] 中国营养学会. 中国居民膳食营养素参考摄入量(2013版)[M]. 北京: 科学出版社, 2013.

[75] 李宁华, 区品中, 朱汉民, 等. 中国多中心健康人群标准化骨密度正常参考值分析[J]. 中国老年学杂志, 2002, 1: 5-9.

[76] 朱晓颖, 朱汉民. 临床诊断中骨密度测定的若干问题[J]. 中国骨质疏松杂志, 2013, (12): 1315-1317+1322.

[77] 马远征, 王以朋, 刘强, 等. 中国老年骨质疏松诊疗指南(2018)[J]. 中国老年学杂志, 2019, 39(11): 2561-2579.

[78] 李宁华, 区品中, 朱汉民, 等. 中国部分地区中老年人群骨质疏松症患病率研究[J]. 中华医学杂志(英文版), 2002, 115(5): 773-775.

[79] 李宁华, 朱汉民, 区品中, 等. 中国部分地区中老年人群原发性骨质疏松症患病率研究[J]. 中华骨科杂志, 2001(05): 18-21.

[80] LU Y C, LIN Y C, LIN Y, et al. Prevalence of osteoporosis and low bone mass in older Chinese population based on bone mineral density at multiple skeletal sites[J]. Scientific Reports, 2016, 6(2015): 1-10.

[81] WANG Y, TAO Y, HYMAN M E, et al. Osteoporosis in China[J]. Osteoporosis International, 2009, 20(10): 1651-1662.

[82] WU X P, LIAO E Y, ZHANG H, et al. Determination of age-specific bone mineral density and comparison of diagnosis and prevalence of primary osteoporosis in Chinese women based on both Chinese and World Health Organization criteria[J]. Journal of Bone and Mineral Metabolism, 2004, 22(4): 382-391.

[83] 杜建. 中国正常成年人年龄别骨密度分布及骨质疏松诊断标准研究[D]. 广州: 中山大学, 2007.

[84] ZHANG Z Q, HO S C, CHEN Z Q, et al. Reference values of bone mineral density and prevalence of osteoporosis in Chinese adults[J]. Osteoporosis International, 2014, 25(2): 497-507.

[85] CHEN P, LI Z, HU Y. Prevalence of osteoporosis in China: a meta-analysis and systematic review[J]. BMC Public Health, 2016, 16(1): 1039.

[86] 徐苓. 骨质疏松症的流行病学[J]. 中国骨质疏松杂志, 1996, 38(1): 1744-1746.

[87] 张智海, 刘忠厚, 石少辉, 等. 中国大陆地区以-2.5SD为诊断的骨质疏松症发病率文献回顾性研究[J]. 中国骨质疏松杂志, 2015, 22(1): 1-7.

[88] 孟迅吾. 原发性骨质疏松症的危险因素和风险评估[J]. 诊断学理论与实践, 2012(01): 7-10.

[89] 方岩, 朱涛, 刘文斌, 等. 影响骨质疏松性骨折的危险因素和评估方法[J]. 中国骨质疏松杂志, 2011(10): 82-89.

[90] 廖祥鹏, 张增利, 张红红, 等. 维生素D与成年人骨骼健康应用指南(2014年简化版)[J]. 中国骨质疏松杂志, 2014(6): 1011-1030.

[91] 朱再胜, 章振林. 骨折风险评估工具(FRAX)对绝经后低骨量女性骨折的预测价值[J]. 中华骨质疏松和骨矿盐疾病杂志, 2013, 6(3): 213-218.

[92] 于梅, 马远征, 唐雯. 社区骨质疏松症老人预防跌倒研究进展[J]. 中国骨质疏松杂志, 2012, 18(12): 1157-1160.

08